自行車運動飲食完全指南

鐵人賽冠軍米其林主廚親授專業營養法則與70道戰勝極速人生的美味料理

艾倫・默奇森（ALAN MURCHISON）著

常常生活文創

自行車運動飲食完全指南

鐵人賽冠軍米其林主廚親授專業營養法則與70道戰勝極速人生的美味料理

The Cycling Chef

Recipes for Performance and Pleasure

作　　者／艾倫・默奇森（ALAN MURCHISON）
譯　　者／吳煒聲
責任編輯／趙芷渟
封面設計／林家琪

發 行 人／許彩雪
總 編 輯／林志恆
行銷企畫／李惠瑜
出 版 者／常常生活文創股份有限公司
地　　址／106 台北市大安區信義路二段 130 號

讀者服務專線／(02) 2325-2332
讀者服務傳真／(02) 2325-2252
讀者服務信箱／goodfood@taster.com.tw
讀者服務專頁／http://www.goodfoodlife.com.tw/

法律顧問／浩宇法律事務所
總 經 銷／大和圖書有限公司
電　　話／(02) 8990-2588
傳　　真／(02) 2290-1628

製版印刷／龍岡數位文化股份有限公司
初版一刷／2020 年 12 月
定　　價／新台幣 480 元
ISBN ／ 978-986-99071-5-6

FB ｜常常好食　網站｜食醫行市集

Printed In Taiwan
This translation of THE CYCLING CHEF is published by Taster Cultural & Creative Co., Ltd.
by arrangement with Bloomsbury Publishing Plc through Andrew Nurnberg Associates International Limited.

國家圖書館出版品預行編目 (CIP) 資料

自行車運動飲食完全指南：鐵人賽冠軍米其林主廚親授專業營養法則與70道戰勝極速人生的美味料理／艾倫.默奇森 (Alan Murchison) 著；吳煒聲譯. -- 初版. -- 臺北市：常常生活文創股份有限公司, 2020.12
面；　公分
譯自：The cycling chef : recipes for performance and pleasure
ISBN 978-986-99071-5-6(平裝)
1.健康飲食 2.腳踏車運動 3.食譜

411.3　　109020733

推薦序

我從1988年到1993年在國家隊服役，算是上一個世紀的優秀選手。在我們那個年代，運動營養學既不普及也不科學，有賽前大量吃牛排的方式，或是滷肉飯吃到飽，總之吃飽隔天才有力氣的這種觀念，被認為是非常有理而正常的。在自行車長途耐力賽中的補給品，更是五花八門，連肉粽、麻糬都有人吃，對於能量的概念非常攏統。簡言而之，最高原則就是不能餓到，把飢餓與無力畫上等號，當時我們只知道不能餓到，但並不知道各種主要營養素在體內的作用。直到後期，碳水化合物才被奉為提高運動表現的聖品，賽前經常實施碳水超補法，這是一種先讓身體缺乏碳水化合物，再進行高碳補充的方式，在大型比賽之前的調整期，多半會這樣做。比賽中的補給品，在沒有果膠的年代，羊羹跟八寶粥是最常使用的替代品。平常的訓練，也會以紅豆麵包當作主要的補給。然而只有碳水化合物就夠了嗎？

我的外國車友常常說：「台灣人練車像是瘋子，但是吃東西像是傻子，You are what you eat !」是他們最常掛在嘴邊的一句話。往往我們因為中式烹調的蒸煮炒炸，損失了太多的營養素，「人家吃的是牛奶雞蛋，我們吃的是豆漿油條。」成了一個中式飲食上的藉口。幾十年過去了，台灣人的飲食方式也更趨西化。隨著「自行車運動飲食完全指南」的出版，這本專門替自行車愛好者所設計的淺顯易懂的專書，前段內容有著深入淺出的基本營養觀念介紹，也讓我們能夠深入的看到具有歷史的歐洲職業車壇選手們，他們的食物選擇有哪些？作者從中又觀察到了什麼？書中更舉出不少簡易的菜單食譜，並且標示其對應的營養成分，可以作為有志投身於自行車運動，或想要取得優秀表現選手的必備參考秘笈。

很確定的是在下一個世代，你們不會只有紅豆麵包、羊羹與八寶粥，也不會有各種離譜的飲食偏方，更不再是「練的瘋、吃的傻」的傻子。有了正確的知識，加入正確的油料，會讓你的起跑點更超前。

前自由車國手／單車瘦身達人

張壽生

Contents 目錄

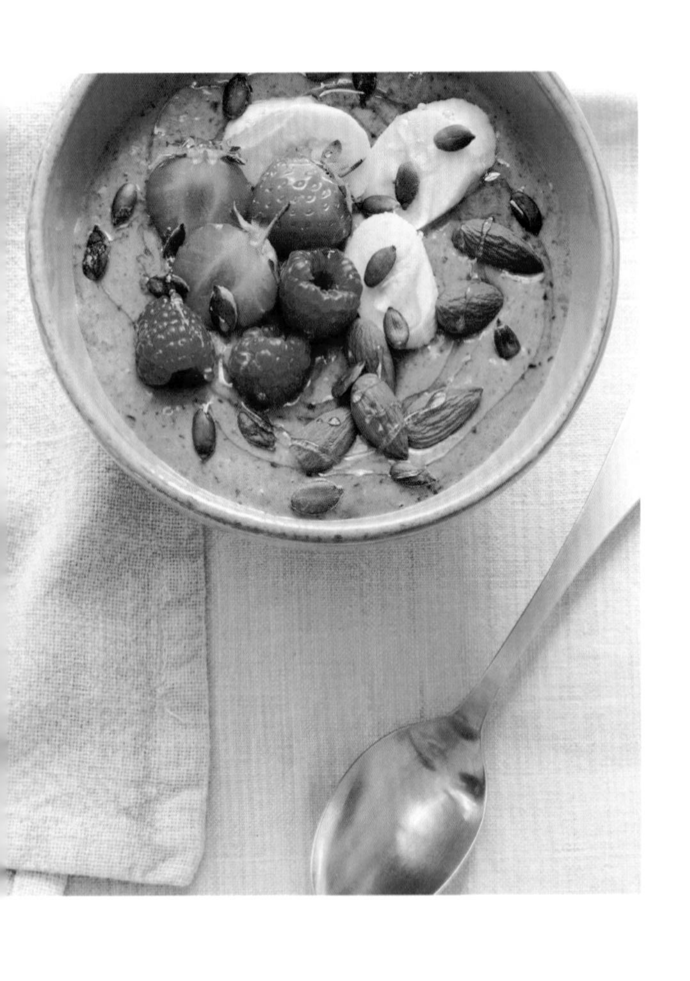

食譜總表

主餐

果昔和零食 139

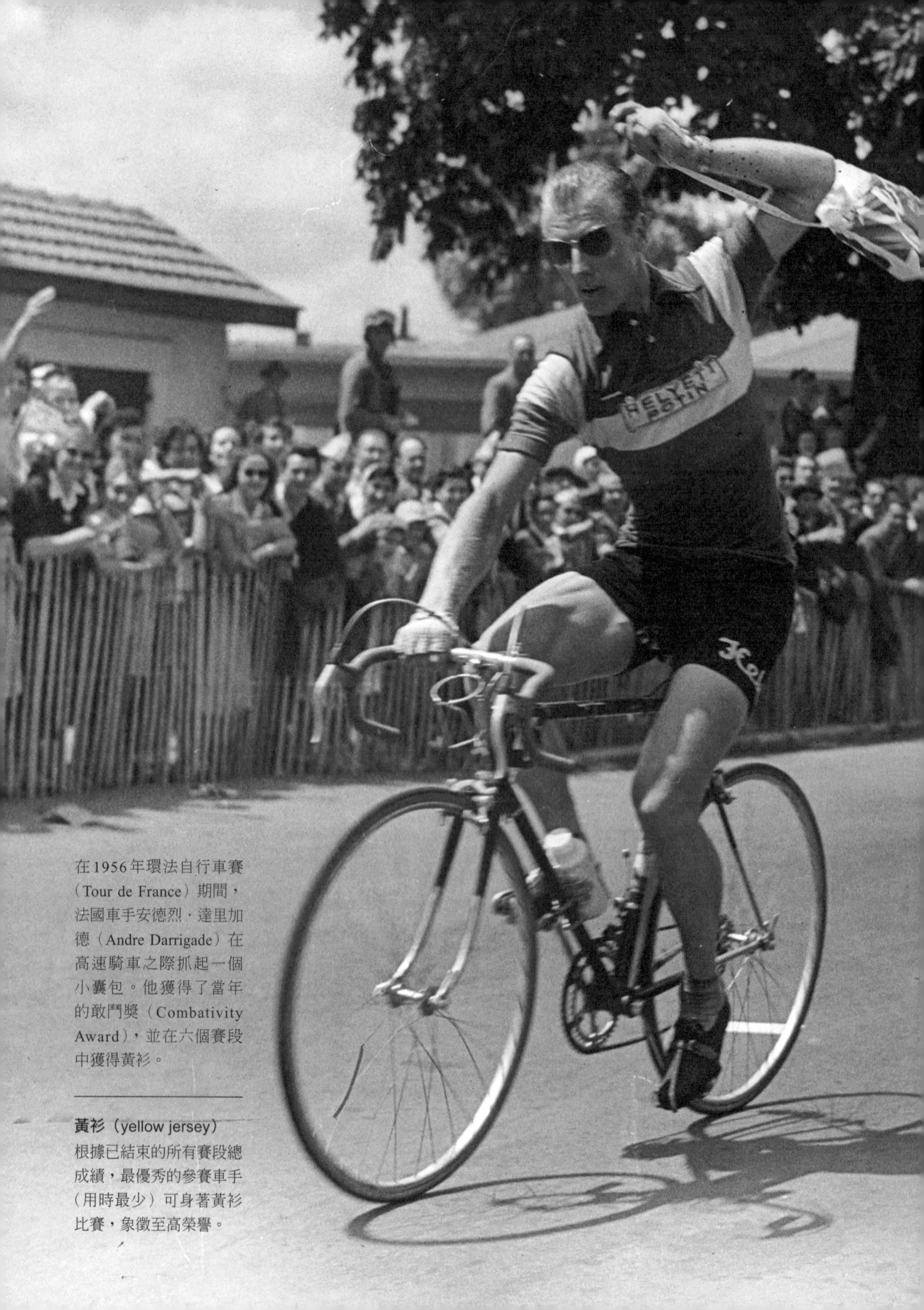

在1956年環法自行車賽（Tour de France）期間，法國車手安德烈．達里加德（Andre Darrigade）在高速騎車之際抓起一個小囊包。他獲得了當年的敢鬥獎（Combativity Award），並在六個賽段中獲得黃衫。

黃衫（yellow jersey）
根據已結束的所有賽段總成績，最優秀的參賽車手（用時最少）可身著黃衫比賽，象徵至高榮譽。

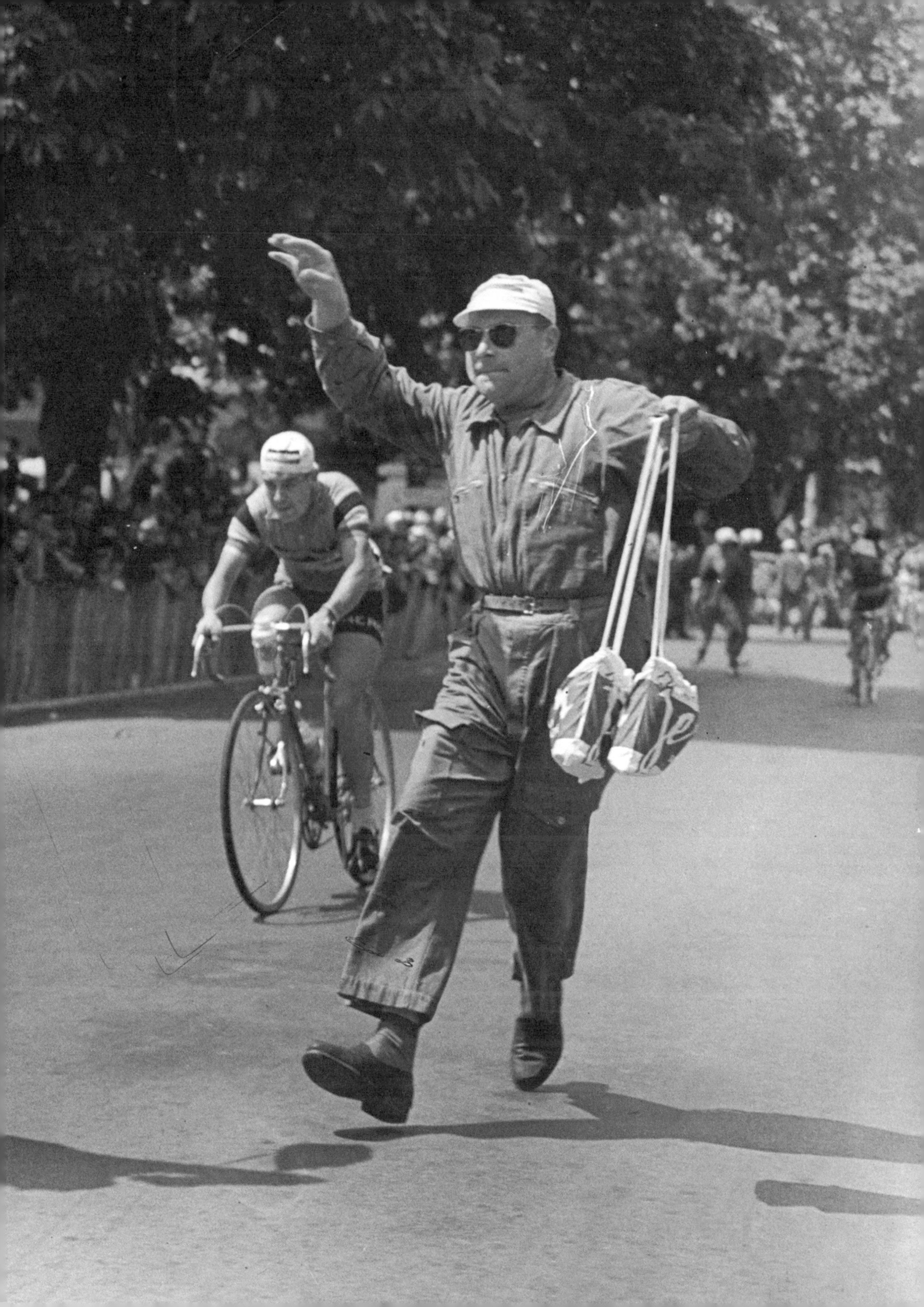

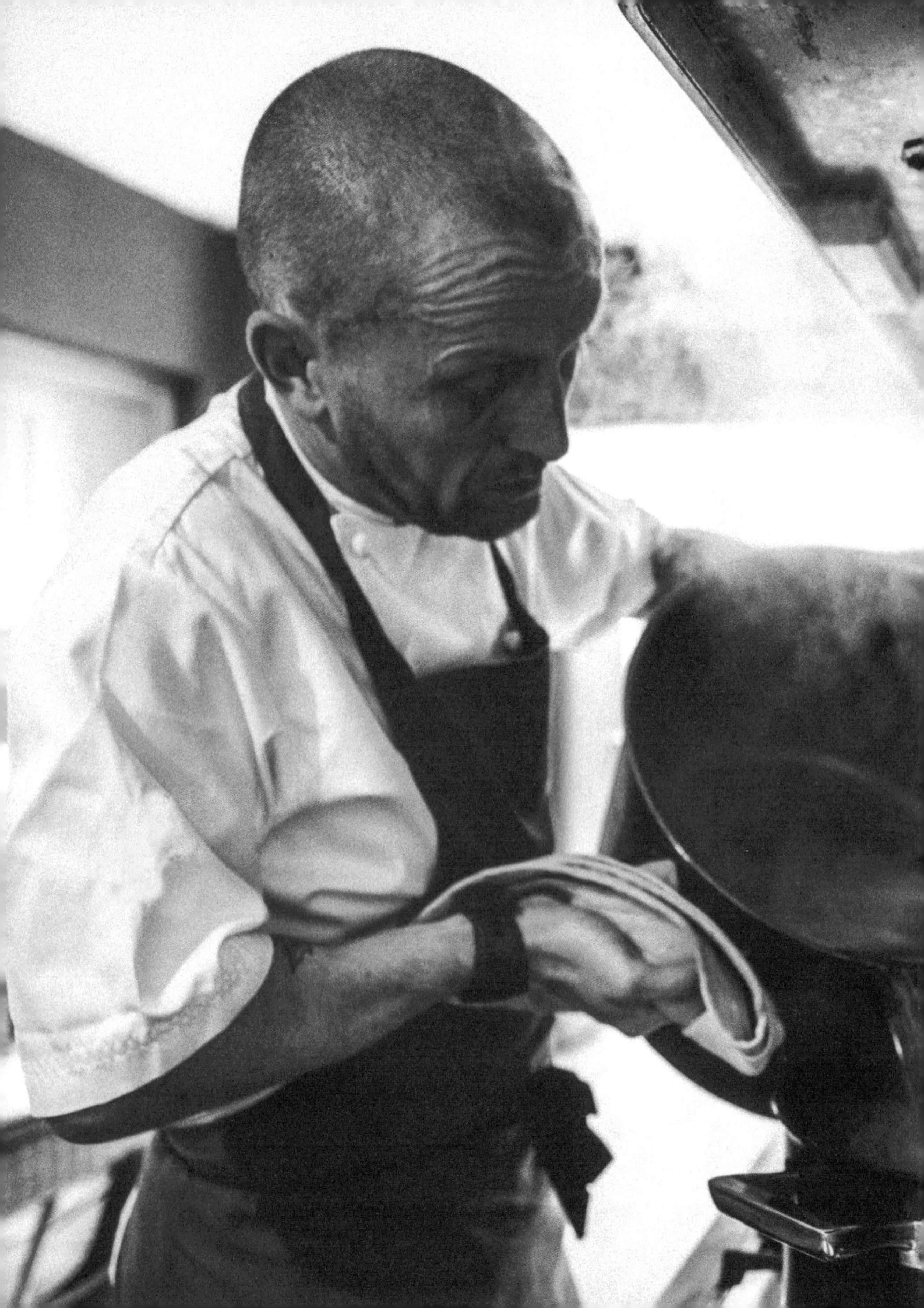

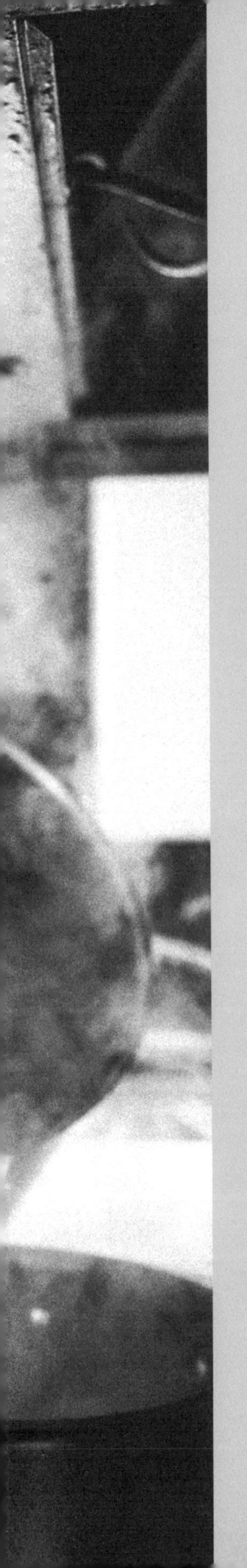

序言

我愛好騎自行車和享受美食。為了向精英運動員推廣膳食計畫、體力恢復策略和賽事補充體力方面的建議，我在2016年創立「提高運動成績的廚師」（PerformanceChef）的事業，將自己擔任米其林星級餐廳廚師的經驗與精英運動第一手知識相互結合。「提高運動成績的廚師」遵循的理念就是，營養不僅是運動員規劃訓練和準備賽事時不可或缺的一環，食物也該兼顧滿足食慾和味蕾：既要吃起來美味，也要能讓選手表現得更為優異。

精英運動（elite sport）
此處指具有優秀體能條件並接受專業訓練的頂尖運動員，與其相對的是普及運動，對象是一般民眾。

根據每日所見，我發現唯一不變的，就是食物品質與均衡飲食是讓他們得以提升成績、恢復體力和總觀維持健康的關鍵所在。

我透過本書來闡述這項理念，並提供食譜使任何有抱負的頂尖自行車手都能追隨。

我非常幸運地能與各種自行車騎士合作，從頂尖奧運冠軍、英聯邦運動會獎牌得主、世巡賽車手，至剛入門的自行車愛好者。根據每日所見，我發現唯一不變的，就是食物品質與均衡飲食是讓他們得以提升成績、恢復體力和總觀維持健康的關鍵所在。

自行車手想要（且必須）吃得好，才能取得最佳成績。然而，專業或精英騎士通常都訓練得過於嚴苛，因此稍能喘息時，除了圍著灶台煮東西果腹，什麼都不想做。以騎腳踏車為樂的人，不論騎車技巧如何，平日既要訓練，又得兼顧工作、照顧小孩、做家事和處理瑣事，整天忙裡忙外，壓根沒空吸收複雜的營養知識。騎完車以後，沒有人會穿著自行車褲，站在超市內計算放入購物車的食物有哪些巨量營養素（macronutrient）。他們想要吃東西、想要訓練、想用手邊僅有的時間、知識或金錢來盡量滿足食慾，而本書正好能派上用場。

若你無法如預期般進行訓練或比賽，可能是因為訓練過度／不足（使用Training Peaks〔www.trainingpeaks.com〕之類的平台，或是接受良好的指導，便不太可能發生）、體力未恢復正常，以及體力補充不足／過度。訓練負荷（training load）必須搭配適當的體力補充，因此你的飲食需求會劇烈變動，每天至每月都有極大差異，取決於自身的運動量。

每日食物攝取量要根據訓練計畫與賽事時程來安排。當你已經在外「老實的」騎了160公里，進行60分鐘的動態恢復時，喝白開水和吃些帶有烤雞肉的綠色沙拉便足夠，不需要攝取5000大卡的熱量。山坡跑、過度運動、間歇訓練和模擬賽事（race simulation）都會損傷肌肉，此時就要吃高蛋白質和高碳水化合物的餐點來補充體力與修復組織，這需要周全的準備。若想在工作日進行訓練，則更需如此。

只要了解補充體力和訓練之間的關聯，也知道這兩者對於提升表現何等重要，你便成功一半了。你的營養規劃會包含均衡的蔬菜、穀物、肉類、豆子和魚類，但何時該吃什麼，端看訓練計畫和比賽時程。你可以詳細安排餐食內容，不過根據個人喜好，同一個食物群（food group）的食物通常可以互換，所以紅肉可換成雞肉；青花菜換成羽衣甘藍；腰豆換成赤豆（aduki bean）等。

身為頂級餐廳的廚師，我精於挑選食材，也能發揮不同食物群的特色，讓餐點五色俱全、風味絕佳且口感獨特。但有些關鍵技能與絕竅，能真正改變烹調和飲食方式。這一點都不難：市面上的食材五花八門，只要前往附近的超市即可取得。與我合作的多數選手，其飲食選擇豐富且多樣，不但可以吃到美味食物，也能提升表現。

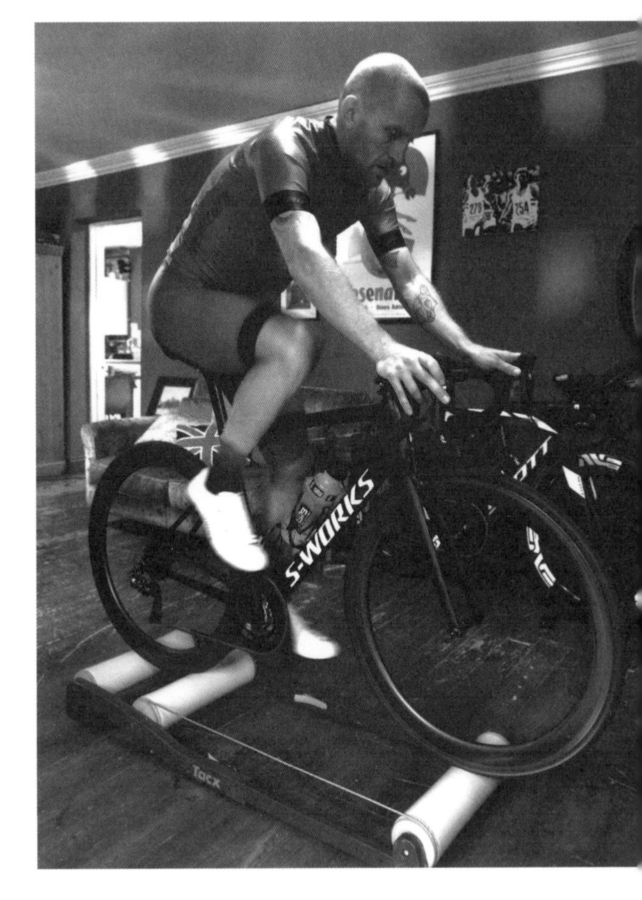

自行車手必須吃得好，才能取得最佳成績。重要的是，要了解補充體力與訓練之間的關聯，以及兩者對於提升表現何等重要。

動態恢復（recovery ride）
高強度訓練後的一種恢復方式，有別於完全的休息。目的在於加速血液循環，改善整體新陳代謝。

山坡跑（Hill rep）
以不斷重覆的短途上山跑，以提升跑手的帶氧能力、痛苦忍耐能力、抗疲勞能力，以及跑步的強度。理想的山坡斜度最好為4%-6%。

間歇訓練（interval）
包括不同速度或強度的活動。

關於作者

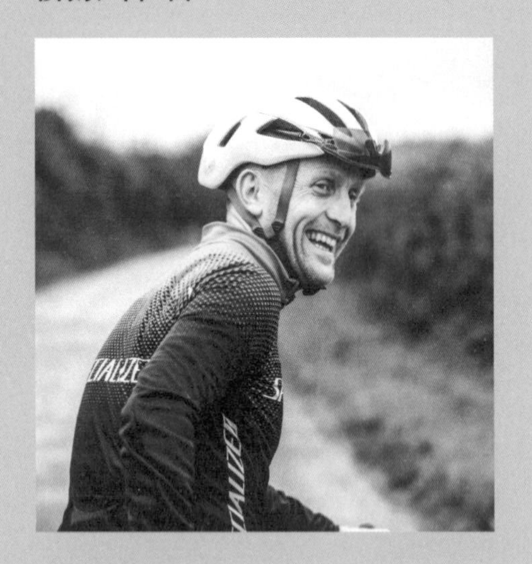

艾倫・默奇森
(**Alan Murchison**)

廚齡二十五年以上的米其林星級廚師，曾在數間星級餐廳工作。過去擁有米其林一星長達十多年，於柏克夏(Berkshire)的L'Ortolan餐廳擔任行政主廚時獲頒四顆玫瑰花星級獎(4 AA Rosettes)。屢次獲得世界及歐洲鐵人兩項分齡組冠軍，同時也是國家一級的自行車手與前國際耐力跑者。

艾倫為各種運動類型的選手提供量身訂製的營養餐點，但主要替自行車手服務。目前擔任英國自行車協會(British Cycling)顧問，並與實力高低不同的運動員共事，無論是只想完成賽事的初學者或是現任奧運金牌得主，都是其合作對象。

@performance.chef

在我還小時，煮飯是我份內的事情。我八歲時第一次給家人做飯，一切都是從頭做起。麵包、煎餅、調味料和湯品，這些食物和味道深深烙印在我的腦海。我的祖父母與外祖父母都住在鄉下，知道如何善用當季食材。家裡總是會有一鍋湯，早餐幾乎以燕麥為主，因為便宜，還能帶來整日所需的能量，而加工食品完全「不予考慮」。如今，每天從無到有準備三餐被視為一種很奇怪的嗜好。我不打算改變世界，但若能說服你每天用新鮮當令食材做一頓飯，便是好的開始，而你也能把自行車騎得更棒。挑選食物對於提升運動表現至關重要，同理，有一條規則遠勝於其他：你必須享受你的食物。這點聽起來顯而易見，但對飲食感到無聊、無趣與缺乏食慾就是你最大的敵人。吃東西和替自行車鏈條上潤滑油不一樣，必須是一種樂趣，而不是一項瑣事。食物要能提升表現，也要讓人感到愉悅。

艾倫・默奇森 2018年

我不打算改變世界，但若能說服你每天用新鮮當令食材做一頓飯，便是好的開始，而你也能把自行車騎得更棒。

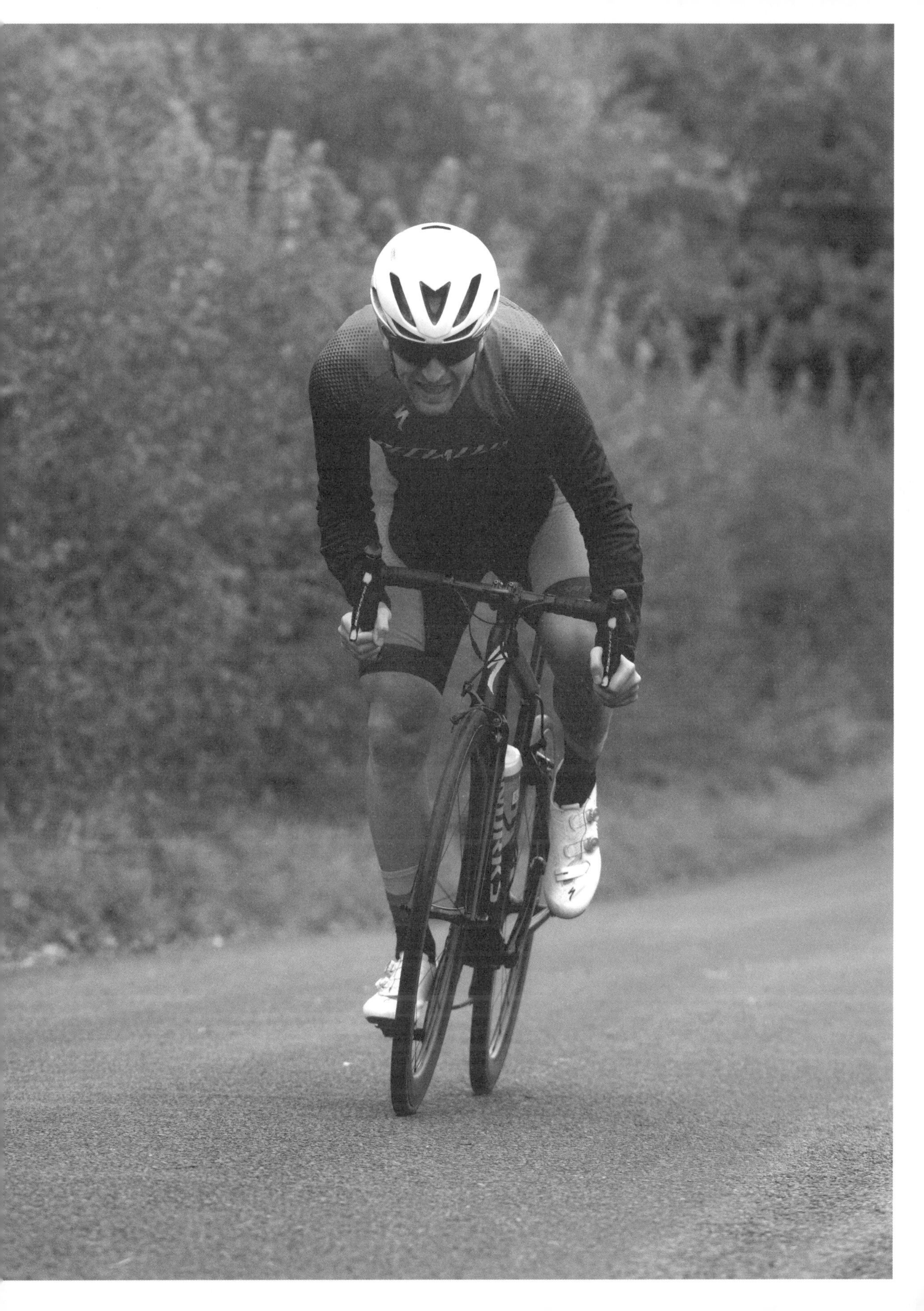

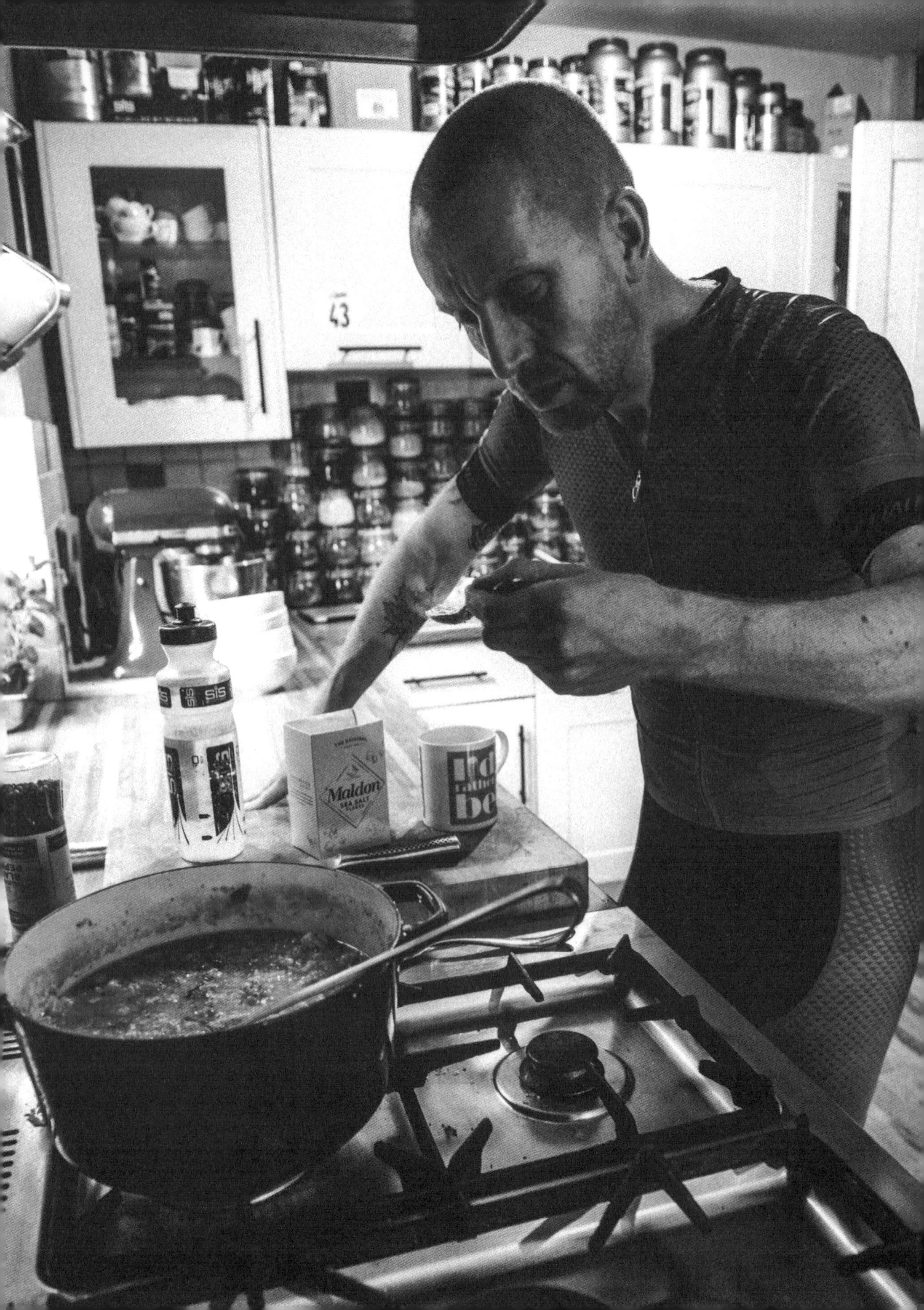
43
SiS
Maldon
SEA SALT

基本的營養概念

我的理念很簡單：自行車騎士需要吃飯。他們要吃得好，需要攝取最佳的營養。這裡頭沒什麼高深學問，大都取決於常識，要吃父母叮囑對你有好處的食物——亦即蔬菜、水果、魚類、穀物和肉類；烹煮天然食材，就是不必貼上商標的食物；以及善用營養豐富的食材，好比鷹嘴豆、酪梨、沙丁魚和花生醬。

若我能說服你每天用新鮮當令食材做一頓飯，便是好的開始，而你也能把自行車騎得更棒。

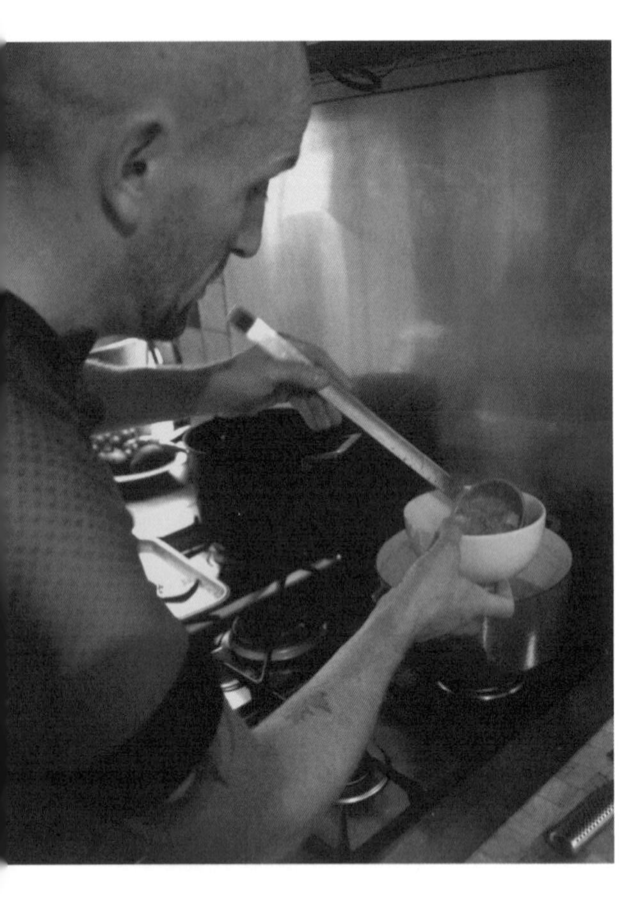

根據性別與訓練強度的不同，騎士在騎車時每分鐘可能會消耗10大卡以上的熱量，所以要比一般人吃得更多。

我寧願不寫涉及科學的文章。只討論騎自行車或食物，我會更加開心。然而，若想要有最好的表現，就得了解人體如何運用食物。一名認真的自行車手，其身體將承受極大的壓力，而飲食的內容與時間就跟訓練和自行車款式一樣重要。我們都會將飲食視為替身體補給營養，但非所有補給品都一樣。有些適合補充能量，有些適合用於修復肌肉，有些則益於健康，而有些根本沒有半點好處。懂得分辨食物的種類也很重要……。

首先，自行車騎士也是普通人，所以你的身體和別人一樣有著同樣的需求。世界衛生組織（World Health Organization）列出以下重要的食物和流質：巨量營養素，包括蛋白質、碳水化合物與脂肪在內的熱量來源；微量營養素（micronutrient），即為對人體健康至關重要的維生素與礦物質；以及佔體重百分之六十並促進身體多項功能運作的水分。只要飲食均衡，適量攝取這些要素，就能促進肌肉發達、增強免疫系統、讓身體功能運作順暢，並且整個人精力充沛。

吃下肚的東西都有熱值／卡值（calorific value），亦即存在於食物的能量。人體必須攝取卡路里才有辦法做事，並在休息的時候，維持心臟持續跳動及肺功能正常運轉。男性通常每天要攝取約2500大卡的熱量，女性則要攝取約2000大卡。當然，這點因人而異，特別是運動員，因為他們不但消耗更多能量，其身體也能更有效率的產生能量。關鍵在於，卡路里在人體中只能被使用或是儲存。當攝取不足時，身體會變得遲鈍；攝取過多，則會以脂肪的形式累積。

這一點對自行車騎士而言非常重要。單就熱量來探討，你得立刻估算該吃什麼東西與何時吃。根據性別與訓練強度的不同，騎士在騎車時每分鐘可能會消耗10大卡以上的熱量，所以要比一般人吃得更多。除非想要減肥（頁185），否則頂尖車手通常不必擔心攝取過多的卡路里。重要的是，要透過正確的食物來攝取足夠的卡路里。

大家都知道巧克力、洋芋片、糕點、起司和油炸速食是「邪惡的」高熱量食品，但水果乾、堅果醬和酪梨等標榜「健康的」食品也含有很高的卡路里。然而，對騎士而言，重要的是這些食物所能帶來的其他好處。你的表現將取決於是否能維持最佳體重；你需要能量，才能帶領身體超越疼痛障礙；免疫系統需要處於最佳狀態，才能承受巨大的壓力；並且你的肌肉要不斷修補與增長。因此，飲食之於你也比一般人更加重要，就算這些人懂得控制體重和注重健康。

無論是用派樂騰牌（peloton）室內健身車練騎、輕鬆騎腳踏車活動雙腿，亦或騎去商店閒逛，在這種低強度的情況下，身體會自然地將脂肪當作能量來源。一旦開始猛踩踏板，情況就會改變。騎得越猛或越快，身體就會消耗更多的碳水化合物來產生所需的能量。騎完車以後，肌肉將需要蛋白質協助修補。因此，為了有效補給營養，騎士的飲食中需要攝取脂肪、碳水化合物和蛋白質。

一名認真的自行車手，其身體將承受極大的壓力，而飲食的內容與時間就跟訓練和自行車款式一樣重要。

疼痛障礙（pain barrier）
疼痛達到頂端的點，捱過這點以後，疼痛就會逐漸減輕。

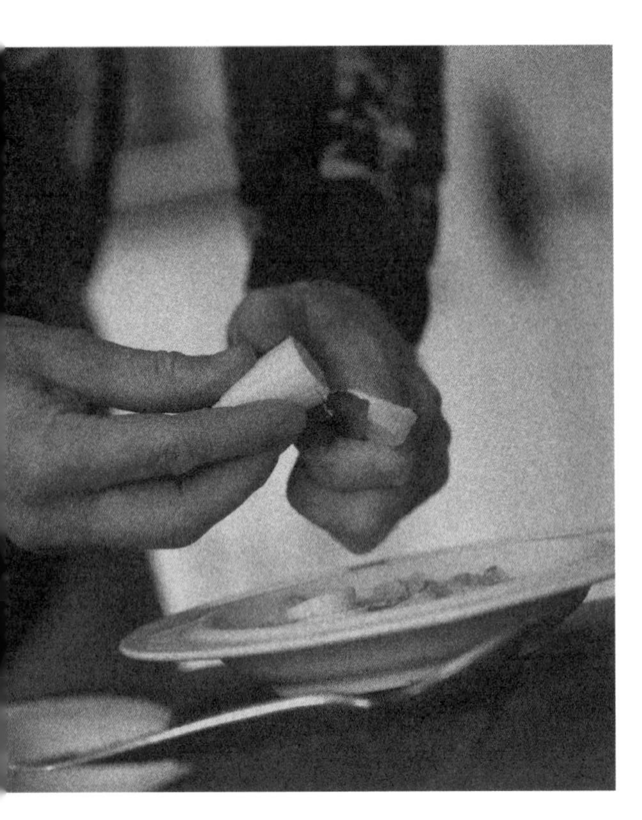

碳水化合物有兩種：緩慢與快速釋放的。後者通常被視為「純熱量」，騎士偶爾需要吃這類東西，以攝取快速消化的碳水化合物。

碳水化合物

碳水化合物屬於巨量營養素，是人體獲取能量的主要來源，同時也是最快的途徑。水果、穀物、蔬菜和乳製品中的糖、澱粉與纖維都含有碳水化合物。

每種含碳水化合物的食物對於血糖濃度有不同的影響，許多因素會影響其被消化或吸收的速度，例如：食物所含的纖維類型與數量，以及不同碳水化合物的結構。升糖指數（glycaemic index）根據人體的血糖反應將食物進行排名（更多訊息，詳見www.glycemicindex.com）。

快速釋放的碳水化合物包含單醣或雙醣，會使血糖迅速升高，主要存在於含糖食品，例如蛋糕、甜點、清涼飲料、添加糖分的速食與垃圾食品。由於這類食品幾乎沒有營養素，通常被視為「純熱量」（empty calories），因此會有人告誡我們每天吃太多這種食品。然而，騎士偶爾需要吃這類東西，以攝取能快速消化的碳水化合物，最明顯的例子是自行車騎士用於快速補充碳水化合物的能量果膠（energy gel）。

緩慢釋放的碳水化合物是指含多醣的澱粉。這類食物不僅需要的消化時間較長，同時包含其他營養素，因此被視為「好的碳水化合物」（good carb）。由於人體只能將約2000大卡的熱量以肝糖（glycogen，肌肉燃料）形式儲存，因此對於自行車手或任何耐力型運動員來說，維持最高的肝糖量至關重要。這些緩慢釋放的碳水化合物便能在此時發揮作用。

蛋白質

蛋白質是另一種主要的巨量營養素。它跟碳水化合物和脂肪一樣，可作為能量來源，但主要的功能是修復與生成人體組織。人體將攝入的蛋白質分解為胺基酸來形成細胞。然而，蛋白質不同於其他巨量營養素，無法存儲在體內。人體缺乏蛋白質時，會立即啟動蛋白質合成（protein synthesis，生物細胞生成新蛋白質的過程）反應，但一次僅能合成少量的蛋白質。

運動員的蛋白質需求量相當於每天約1.2-2公克蛋白質／每公斤體重。更具體來說，一個雞蛋約含6公克蛋白質、半杯煮熟鷹嘴豆含7公克、28公克的切達起司（cheddar）含6公克，而標準雞胸肉則高達25公克。

騎自行車會給肌肉施予壓力，並提升蛋白質的合成速率以生成修復肌肉所需的細胞。此外，耐力訓練會加速體內蛋白質的分解速度，過程中攝取蛋白質將有助於長時間騎行。因此，自行車騎士的蛋白質攝取量可能是普通人的兩倍，而專業車手則可能會達到三倍。

人體無法儲存蛋白質，因此每餐通常都要攝取少量的蛋白質以滿足身體所需。長途騎腳踏車時，應該準備可中途補給蛋白質的食品，好比易於攜帶的堅果、乾肉條（biltong）或乳清蛋白（whey protein）。騎完自行車或訓練過後是特別關鍵時期，因為此時身體將急需蛋白質以修復受傷的肌肉。理想的情況下，在騎完車的30分鐘內，應該攝取15-25公克（約0.3公克／每公斤體重）的蛋白質及快速釋放的碳水化合物。許多騎士會選擇容易消化且加入乳清蛋白的果昔。

由於人體只能將約2000大卡的熱量以肝糖形式儲存，因此對於自行車手或任何耐力型運動員來說，維持最高的肝糖量至關重要。

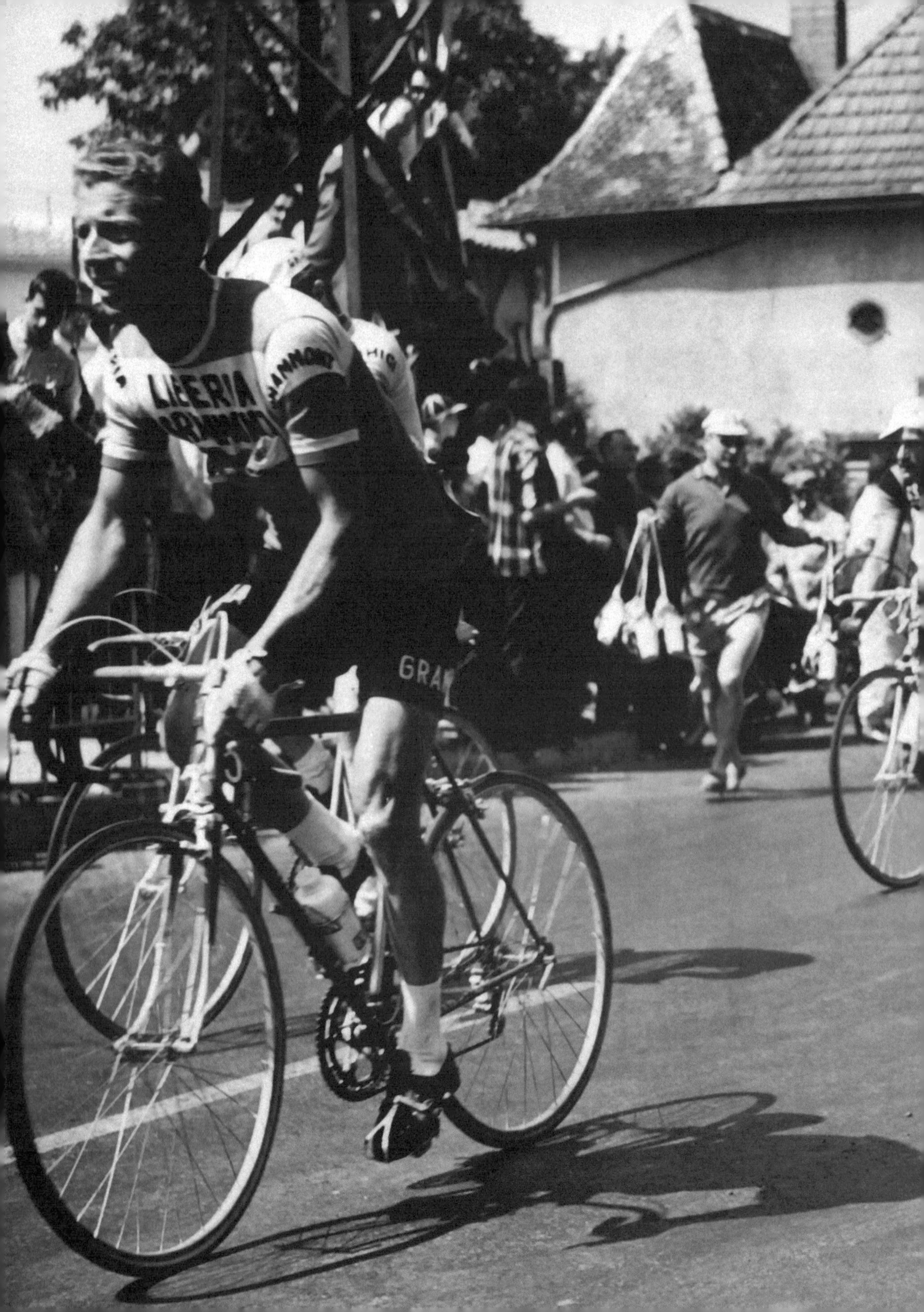

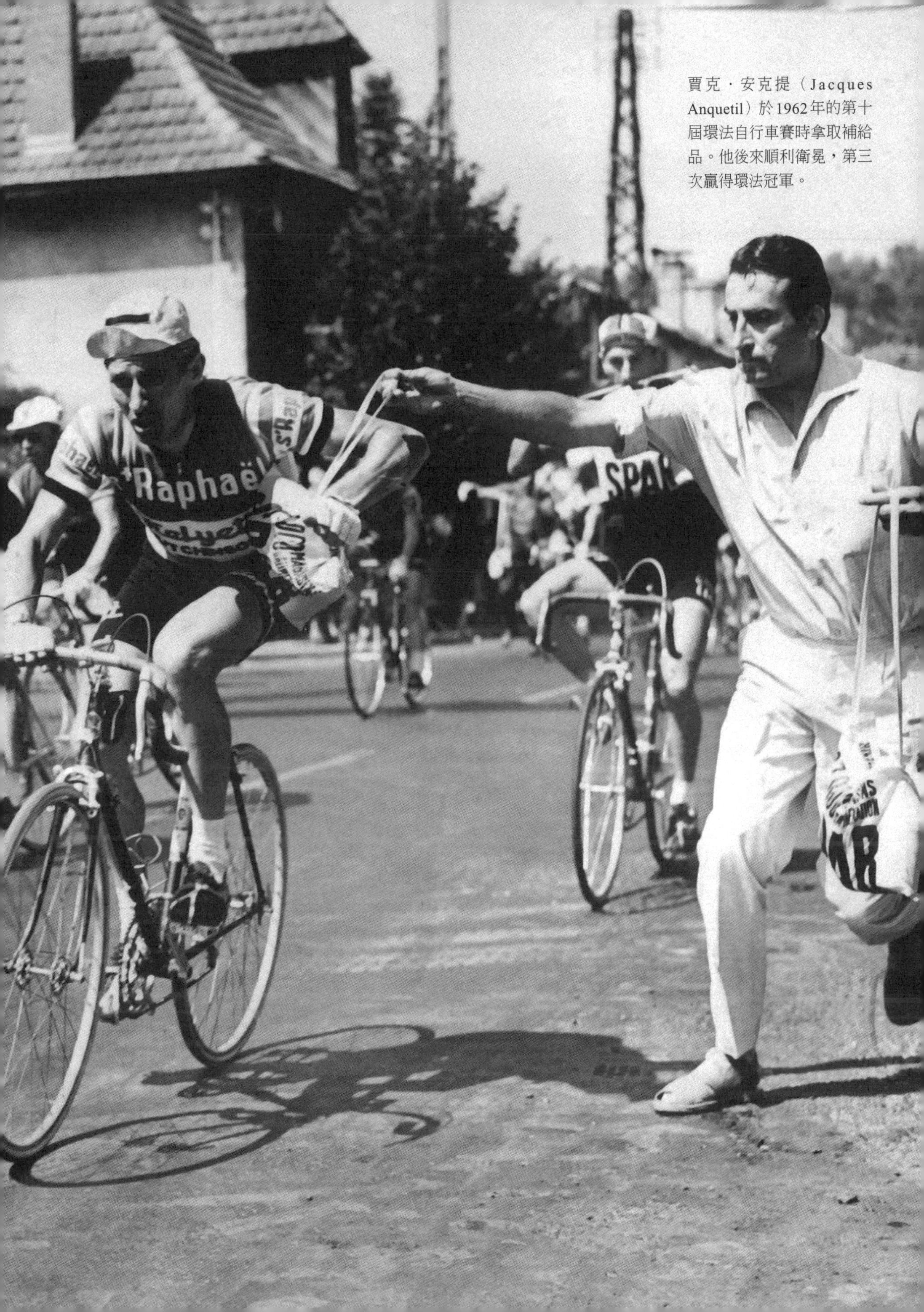

賈克·安克提（Jacques Anquetil）於1962年的第十屆環法自行車賽時拿取補給品。他後來順利衛冕，第三次贏得環法冠軍。

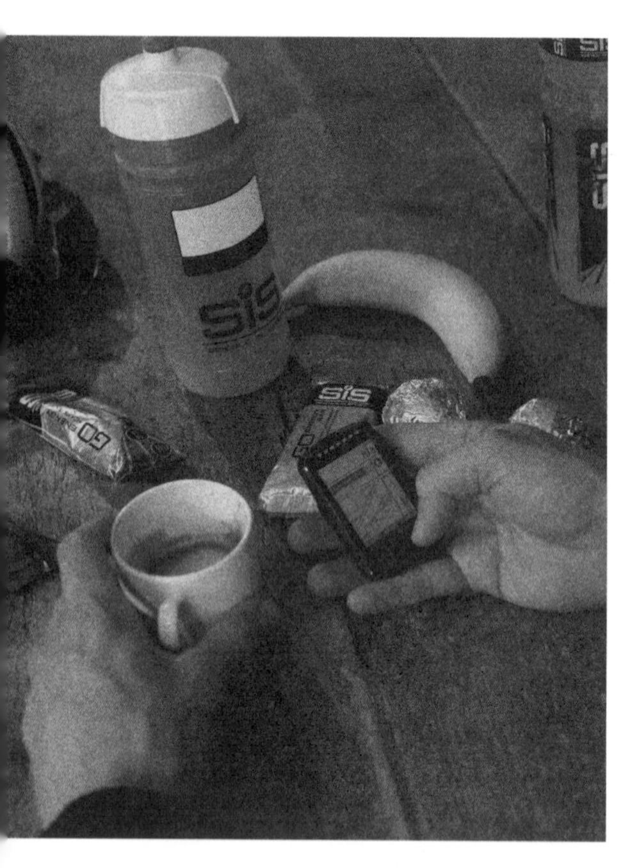

攝取良好的營養素——碳水化合物、蛋白質、天然脂肪和微量營養素，有助於提高訓練績效和賽事表現。

脂肪

巨量營養素有三種，脂肪排行第三。但會造成動脈阻塞與高膽固醇的脂肪，對自行車騎士有什麼好處？好吧，你可以將反式脂肪（trans fat）或氫化脂肪（hydrogenated fat）擺一邊。這些用於洋芋片、餅乾和外賣食品的人造油膩物，確實毫無益處。然而，天然脂肪之於騎士的飲食卻至關重要。

脂肪的卡路里含量較每公克碳水化合物或蛋白質高出一倍，因此不必吃太多，就能攝取大量的卡路里。它們還能吸收維生素A、D、E和K，幫助修復肌肉；且最重要的是，讓食物更美味。天然脂肪可以是飽和或不飽和。奶油、乳製品和棕櫚油皆為飽和脂肪，會增加體內的膽固醇，不可過度食用，但運動員必須攝取堅果、種籽、酪梨與橄欖油等食物中的不飽和脂肪。

應特別重視含Omega-3脂肪的高油脂魚類（oily fish）、堅果、特級初榨橄欖油（extra virgin olive oil）、亞麻籽（flaxseed）與奇亞籽。這些脂肪對於健康非常有益，對騎自行車騎士而言，可抑制肌肉發炎，促使身體更快復原。

微量營養素

如果巨量營養素是人體的燃料，微量營養素就是潤滑油，因為這類維生素與礦物質能使身體有效運轉。基於對身體的要求，耐力型運動員必須確保體內某些營養素維持在高含量。你可以妥善規劃飲食來攝取必要的微量營養素，值得注意的是，預先包裝和加工食物的關鍵營養素經常在製造過程中流失。

對騎士特別有用的礦物質包括：鐵（iron），用來生成將氧氣輸送到肌肉的紅血球；鉀（potassium），調節體液平衡（fluid balance）、肌肉收縮與神經訊號；磷酸鹽（phosphate），有助於將蛋白質、脂肪和碳水化合物轉化為能量的礦物質；鎂（magnesium），產生能量時不可或缺的元素；鈣（calcium），另一種全能的礦物質，對於強化車手的骨骼非常重要，因為大量出汗會使骨骼變得脆弱（造成鈣質流失）。

鈉（sodium），體液系統（fluid system）的關鍵礦物質，上述的某些礦物質亦屬於電解質（electrolyte）。它們能協助神經與細胞間的電流傳遞，影響層面廣及神經功能至肌肉收縮。人體會透過糖和水來吸收這些礦物質，因此喝運動飲料即可攝取，無論是市售或自製的都行。

身體功能要正常運作，必須仰賴十三種必需維生素。其中，與騎士最相關的是維生素B6，協助人體將紅血球和氧氣輸送到肌肉；維生素C，建立有效的免疫系統不可或缺之物，亦能幫助細胞修復與再生；維生素D，增強骨骼和肌肉；維生素E，幫助降低細胞在運動時受到的傷害。這些必需維生素應該被包含在每日膳食的食物群當中。

緩慢釋放的碳水化合物來源

全麥麵包、義大利麵、米飯、燕麥、蔬菜、豆類、扁豆、堅果。

快速釋放的碳水化合物來源

米餅、燕麥棒（flapjack）、能量棒、馬芬、水果乾。

蛋白質來源

雞蛋、魚類、肉類、堅果、藜麥、希臘優格（Greek yoghurt）、茅屋起司（cottage cheese，卡達起司）、乳清粉（whey powder）。

脂肪來源

堅果、種籽、酪梨、橄欖油、魚類、肉類、乳製品。

微量營養素來源

綠葉蔬菜、豆科植物（legume）、堅果、種籽、其他蔬菜、全麥、魚類、家禽類、牛肉。

藜麥（quinoa）
正式譯名為「鵝腳藜」，一種穀物，南美料理不可或缺的食材。

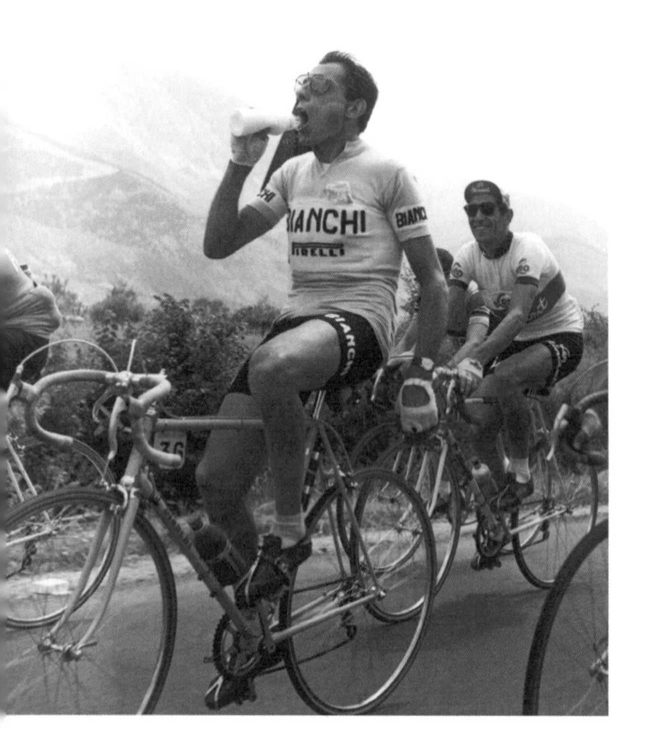

即便只有百分之二的脫水，騎行表現也會受到影響。義大利傳奇車手佛斯托．寇皮（Fausto Coppi）在1955年的環義自由車賽（Giro d'Italia）中補充水分和濃縮維生素。他當年無法重現1940年、1947年、1949年、1952年和1953年的巔峰狀況，最終以總成績第二名坐收。

水合作用

無論你如何嚴守飲食計畫，只要無法維持體內水分，一切將徒勞無功。即便只有百分之二的脫水，騎行表現也會受到影響。只要每天適切補充水分，一旦出外騎自行車時，便更容易能維持體內水分。將目標設定每天攝取2-3公升的液體。以白開水為主；果汁、茶、咖啡與運動飲料也可以，但不包含酒。當然，口渴表示需要補充水分，但要注意其他症狀，例如口乾舌燥與小便次數減少。不妨檢查尿液的顏色：若比淺黃色更深，表示需補充水分。

若已經補充足夠的水分，騎車前就不必喝好幾公升的水，這樣只會讓路途中頻頻「想上廁所」。話雖如此，還是得留意騎車時流失多少水分。呼吸時會排出水分，但流汗是脫水的主因，通常汗水在不知不覺中便蒸散。高強度的自行車手會比非運動員更早流汗，因為他們的身體已經準備好要從事劇烈運動。

汗液是由血漿（blood plasma，血液的水分）而來，因此補充失去的水分可防止血液流動變慢。然而，汗液還包含重要的電解質（因此才有鹹味），因此騎車時同樣也需要補充這個部分。可以購買可調節人體電解質平衡的運動飲料，或是於水中丟入發泡的電解質片（electrolyte tablet）。亦可於½公升的水中加入½茶匙鹽、2湯匙楓糖漿和一些檸檬汁，自製補水飲料。你的水瓶可以裝入補充卡路里或碳水化合物的飲品，作為騎車時方便又有效的補給。

市售的運動飲料和粉末通常包含快速釋放與緩慢釋放的碳水化合物，可以與真正的食物搭配使用，但切記在訓練時要先試用。不同品牌與成分的適用程度因人而異，有些可能會導致消化不良。找出一種或多種適合的產品，並且持續使用。

補充品

如果你的飲食均衡，無需使用坊間的補充品，應該就能獲得足夠的營養。然而，這些食品用於補給養分、確保營養充足，或是迅速補充能量都很有用。

前面提到的碳水化合物和蛋白質飲料、電解質片、能量果膠和乳清粉，在騎車前後都可使用。不妨考慮補充硝酸鹽（nitrate），主要是甜菜根汁，許多車手都覺得很有用。在比賽前七天開始飲用甜菜根汁，每天喝兩杯，但比賽當天不要喝，因為肚子可能會感到不舒服。有些人可能會在騎車前幾個小時喝一杯濃咖啡，或者長途騎自行車時飲用咖啡因凝膠（caffeine gel），這樣不僅可以提振精神，亦能刺激身體分解脂肪而非肝醣。

若你決定服用綜合維生素的補充品，眼睛要放亮點——有些產品可能含有過量的礦物質會影響訓練績效。例如攝取過量維生素C，會讓人在訓練時無法調適身體；攝取過多的鋅，則會妨礙身體吸收銅和鐵。然而，若不常吃高油脂魚類，或許可以考慮富含Omega-3的魚油。

有些人可能會在騎車前幾個小時喝一杯濃咖啡，或者長途騎自行車時飲用咖啡因凝膠，這樣不僅可以提振精神，亦能刺激身體分解脂肪而非肝醣。

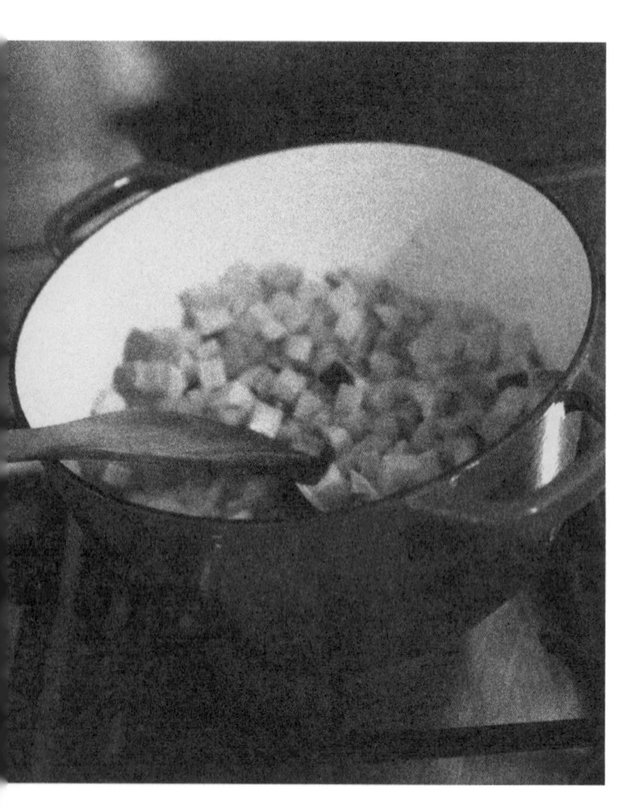

我遵循的理念就是，營養不僅是運動員規劃訓練和準備賽事時不可或缺的一環，食物也該兼顧滿足食慾和味蕾。

這些對於頂尖自行車手意味著什麼？

卡路里、碳水化合物、脂肪、蛋白質、維生素、礦物質、Omega-3、液體（水分）……，這些讓人看得一頭霧水，但遵循均衡飲食可以讓一切變得單純。

- 根據每日所需熱量，攝取60%碳水化合物、20%蛋白質與20%脂肪。基準是每公克碳水化合物和蛋白質含4大卡，每公克脂肪含9大卡。根據訓練和表現需求調整比例。
- 別老想著要減肥。身為自行車手，要讓身體保有一定的脂肪，才能有效儲存卡路里。若你的體重是100公斤，脂肪含量10%，便有15,000大卡的熱量可以運用。
- 平時多吃緩慢釋放的碳水化合物，比賽或艱苦訓練時才攝取快速釋放的碳水化合物。
- 定期食用蛋白質，但份量不可過多，每份約30公克即可。
- 少碰飽和脂肪，盡量食用不飽和脂肪，多吃富含Omega-3的食物，例如高油脂魚類、堅果與種籽。
- 多吃水果、魚類、種籽和蔬菜，補足必須的維生素和礦物質。
- 隨時保持體液平衡，騎車或訓練時特別注意補充水分。
- 唯有飲食無法滿足所需的營養素或騎車時需要才納入補充品。

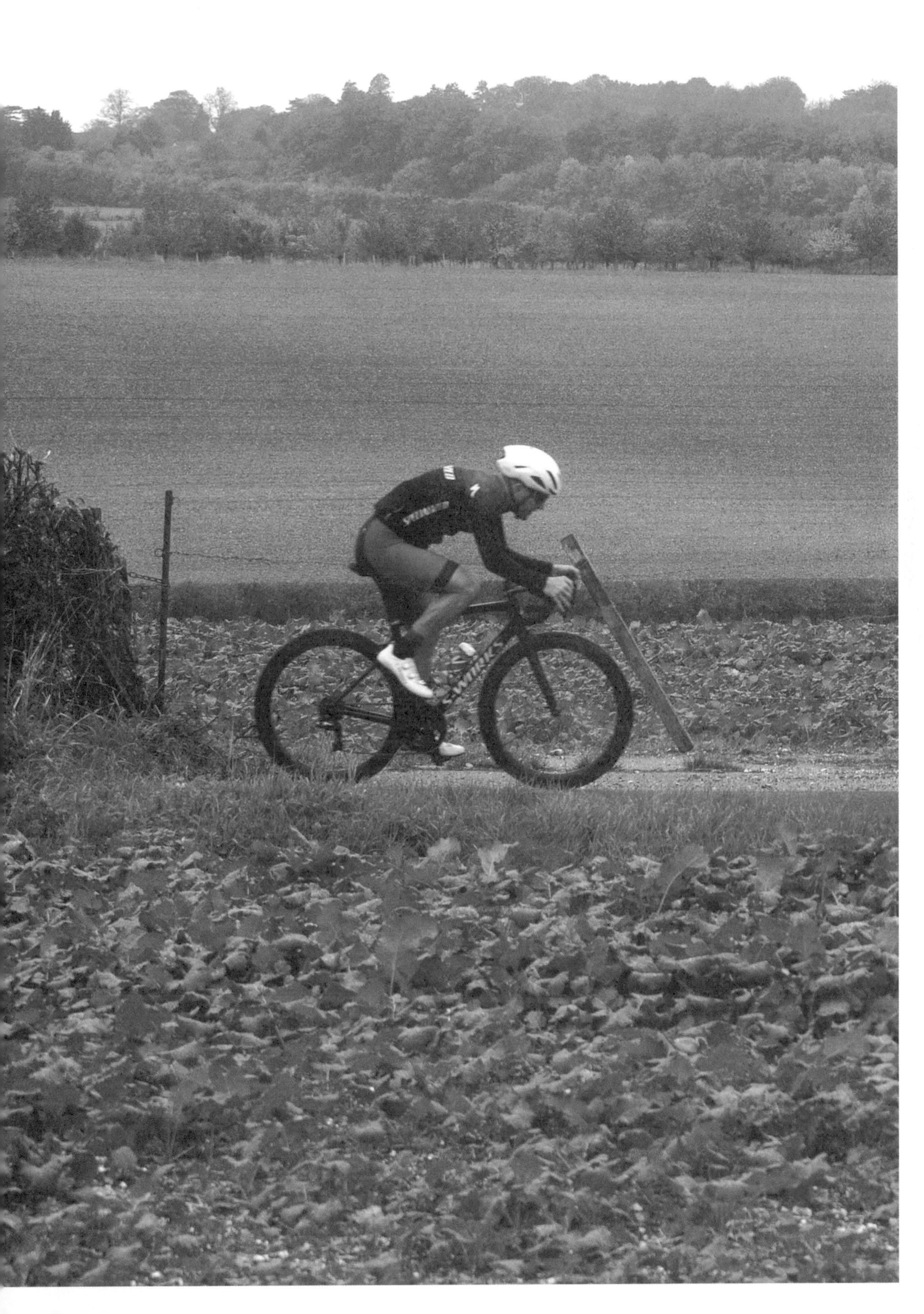

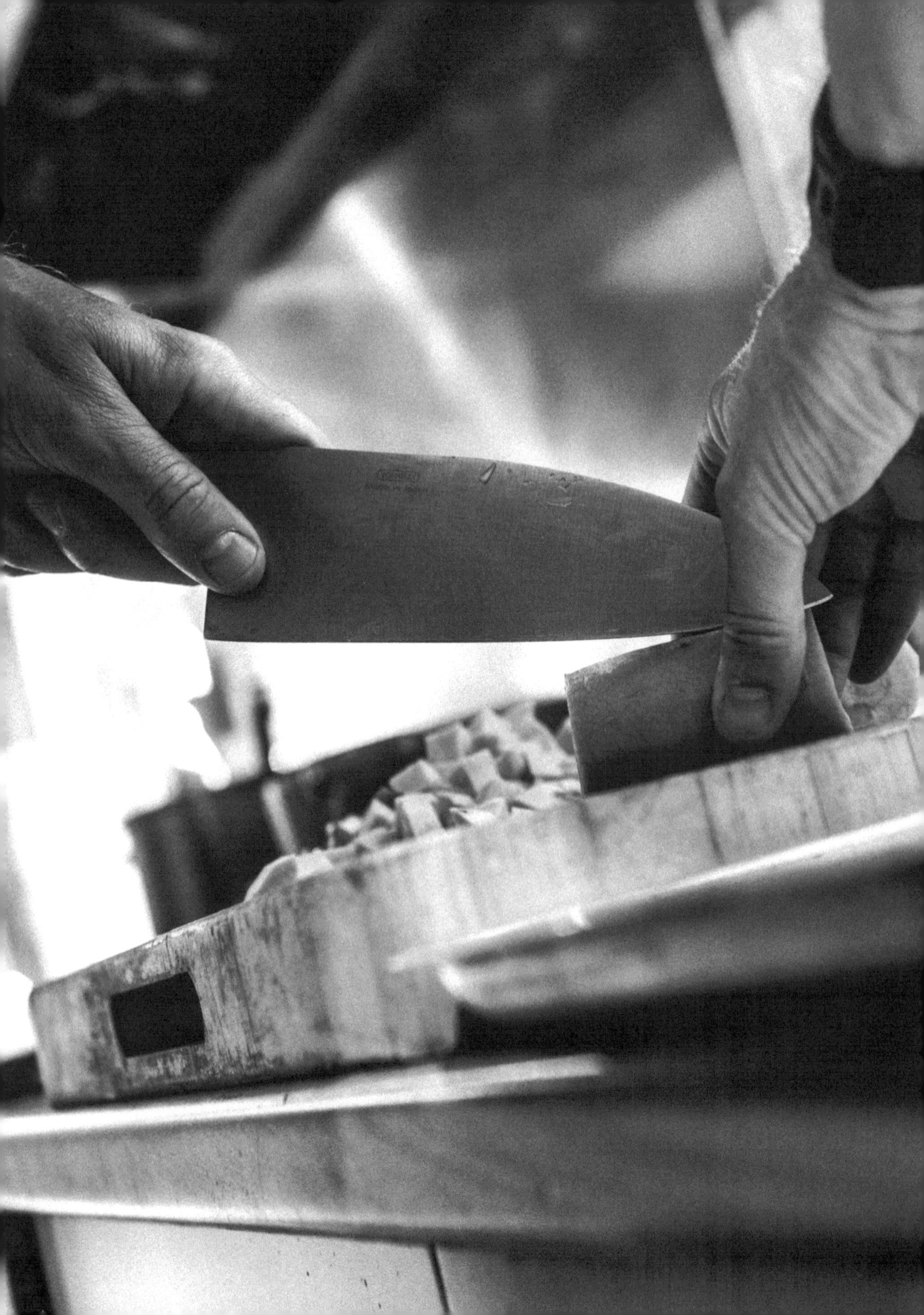

自行車騎士
該備妥的食物

這聽起來就像廚師的老掉牙建議，但充分備妥各種食物並非奢侈，而是頂尖車手不可或缺的事情。

新鮮食物是高表現飲食（high-performance diet）不可或缺的要素。但備妥各類主食、耐放的蛋白質食品、香料、調味品與各式零食，即便騎完車後精疲力盡，只需幾分鐘便能做好一頓營養豐富的餐點。

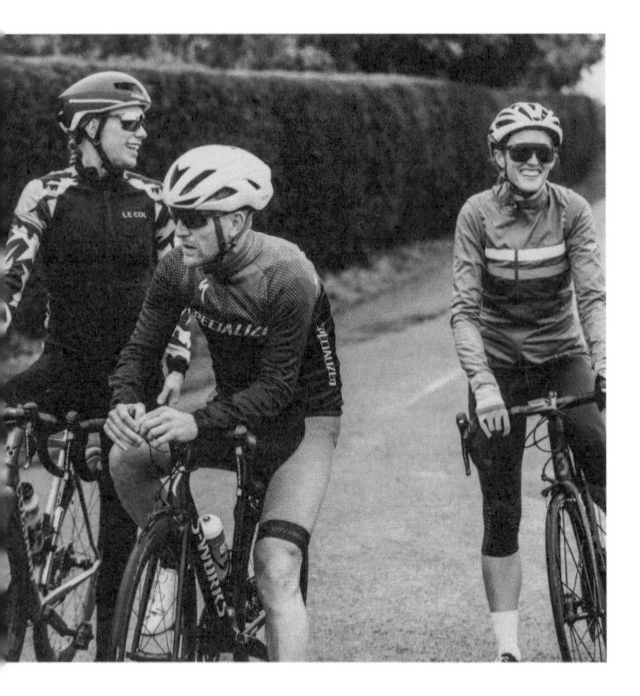

騎自行車的人要儲藏營養豐富、易於烹煮且有效期限較長的食品。

你的飲食計畫要求每天都得吃現煮的食物，從中攝取訓練與比賽過程中維持高表現所需要的營養，但我們都有更要緊的事要做，總不能每次用餐前都得先跑一趟商店。說到購買基本食材，你必須懂得如何快速且有效率地烹煮它們，並備妥各種食材，才能使餐點新奇美味。新鮮食物——肉類、魚類、蔬菜、水果與乳製品，是高表現飲食不可或缺的要素。但備妥各類主食、耐放的蛋白質食品、香料、調味品與各式零食，無論是在騎完車後精疲力盡，亦或需要製作騎車前早餐或隨身點心，都只需要幾分鐘的時間完成一餐。

所謂充分備妥食物，指的是儲藏營養豐富、易於烹煮且有效期限較長的食品。儲物櫃裡應存放大量乾燥食物（dried food），挑選健康的乾燥義大利麵、米飯和其他主食。以營養豐富的全麥食品（帶整顆穀粒的穀類）為主，而非其他「白色」替代品。全麥義大利麵有各種常規的形狀與大小；糙米分長粒米（long grain）、茉莉香米（jasmine）和印度香米（basmati），亦可嘗試紅米與黑米；使飲食樣式多變，不妨儲藏全麥蕎麥（wholegrain buckwheat）、布格麥和北非小米。如果想要自製米餅，儲藏一小袋白米即可。最後，值得一提的是，藜麥嚴格來說是種籽而非穀物，蛋白質含量高於其他任何穀物，且富含珍貴的Omega-3脂肪酸。

扁豆營養豐富，含大量纖維、鉀、磷、鐵與銅，是我最喜歡的食材之一。最好購買乾燥扁豆，先浸泡再烹煮，味道將遠勝於罐裝扁豆。

「白色」替代品
如白麵粉，將穀物的麩皮和胚芽全部去除，用留下的胚乳磨成粉。

布格麥（bulgur）
中東地區的主食，麥仁先經過蒸煮，再予以乾燥後壓碎。

北非小米（couscous）
北非料理的代表食物，可與牛奶一起煮成粥狀物或直接加入沙拉。

各種水果乾、種籽和堅果都可以加入沙拉與能量棒，或是隨手拿來當做點心吃。水果乾保有新鮮水果80%以上的營養，非常適合當作早餐，或者騎車途中補充熱量的零嘴。蔓越莓、杏桃、無花果和葡萄乾都很好，亦可嘗試具有「超級食物」之稱且富含蛋白質的枸杞。一些特選種籽能補充非常好的營養，不妨將奇亞籽、亞麻籽、大麻籽（hemp seed）與向日葵籽混合，隨手抓一把食用，或是撒在沙拉、粥和果昔上。同樣地，堅果——如杏仁、腰果、巴西堅果、榛果、胡桃、開心果與核桃，是蛋白質、碳水化合物、脂肪、Omega-3、維生素E和礦物質的極佳來源。遵循每日至多一把的份量，因其含較多脂肪和卡路里，並且要未烘烤生吃，才能攝取更多營養也更容易保存。

不起眼的燕麥片因種類不多而自成一格，除了是什錦果麥粥（頁64）的主要成分，亦可用於自製能量棒、果昔、馬芬與香蕉蛋糕，有些騎士甚至將燕麥片與乳清粉和牛奶混合，於騎車後食用以便恢復體力。鋼切燕麥（steel-cut oat）和石磨燕麥（stone-ground oat）加工最少且營養成分最多，但可能要花30分鐘以上烹煮。

接著探討同是友好食材的罐裝食品。去超市購物時記得帶點罐裝豆子回家，可挑選鷹嘴豆、腰豆、黃豆、赤豆、斑豆（pinto bean）、眉豆（black-eyed bean）、菜豆（haricot bean）、奶油豆（butter bean），甚至是焗豆（baked beans）。其富含蛋白質、纖維、礦物質、抗氧化劑和緩慢燃燒的碳水化合物，可謂自行車手能取得最接近超級食物的產品。

一些特選種籽能補充非常好的營養，不妨將奇亞籽、亞麻籽、大麻籽與向日葵籽混合，隨手抓一把食用，或是撒在沙拉、粥和果昔上。

然後是魚罐頭，特別是沙丁魚和鯖魚等高油脂魚類（鮪魚罐頭能輕鬆做出富含蛋白質的三明治）。可與水煮蛋混合搭配番茄片夾吐司食用，或是拿去拌飯，做成樸實版的魚蛋燴飯（kedgeree，又譯印式蛋飯）。這種食物富含蛋白質和Omega-3，你鐵定會喜歡！若還是不喜歡，就加點第戎芥末與雪利醋（sherry vinegar）。

最後，準備充足的番茄，新鮮或罐裝皆可。通常食物烹調後，會減少或破壞內部的微量營養素，但番茄罐頭營養豐富，算是個例外。更方便的是，番茄罐頭可輕易用於義大利麵醬汁或燉菜。

只要將冷凍漿果配上整根冷凍的香蕉，就可以跟隨手打好的果昔一起吃。此外，進入冬天以後，新鮮漿果已經沒有了，就可以用冷凍漿果來替代。

冰箱算是儲物櫃嗎？我認為是的，因為雞蛋要放在裡面（但不要放在門的架上）。雞蛋是天賜之物，可做成營養豐富的早餐、午餐或晚餐，亦是極為方便的點心，只需幾分鐘便可完成。雞蛋包含完整的蛋白質，且富含維生素B12、D與E。然而，雞蛋的營養含量的確會不同，從農夫市集購買的放山雞蛋（pastured egg，雞隻在戶外而非籠內放養）口味極佳且富含維生素。若買不到，可改買有機雞蛋，並留意包裝上的「散養雞蛋」標示，否則極容易魚目混珠。

有些運動營養學家反對食用乳製品，但我認為若非乳糖不耐症，適量攝取奶油、優格與牛奶則不要緊。真正的奶油，我指的不是替代品（無論多麼「近似」奶油），富含脂溶性維生素（fat-soluble vitamin）。

散養雞蛋（free-range）
將雞隻養在開放式雞舍，可隨時到外頭溜躂吃蟲，產出的蛋Omega-3含量稍高。

希臘優格含大量蛋白質，適合搭配水果或燕麥。牛奶直接喝可迅速恢復體力，亦可加入果昔飲用。基於營養考量，應選擇有機牛奶，或利用豆漿與杏仁奶（almond milk）變換口味，同時是乳糖不耐症患者的首選。若選擇喝非乳製牛奶，要確定膳食中的其他食物富含鈣質。起司雖然好吃，但脂肪與熱量過高，只能偶爾解饞。帕馬森起司（parmesan，巴美乾酪）也許是個例外，不僅富含鈣質和維生素K，並且可以長期保存。神奇的是，使用一丁點就能讓食物變得美味！同時，若有冷凍庫的空間，不妨買些袋裝豌豆、甜玉米和冷凍水果，其營養幾乎等同於新鮮水果。特別是冷凍漿果，搭配整根冷凍香蕉便可以快速打成果昔。在非新鮮產季的冬天，亦是良好的替代品。

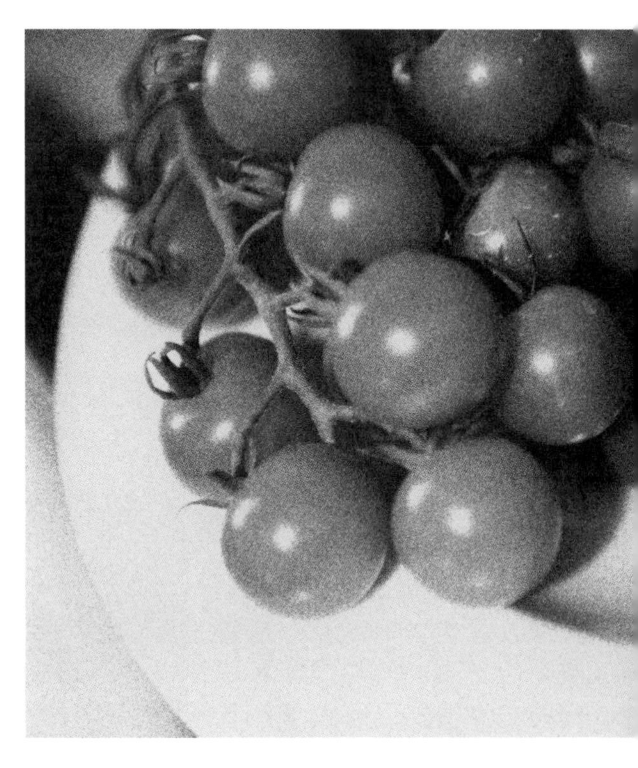

無論新鮮或罐裝番茄，營養都很豐富，能輕易用於製作義大利麵醬汁或燉菜。

若想用上述食材製作好的一餐，關鍵在於善用能帶出食物風味的油、調味品、香草與香料。將普通的橄欖油用於烹調；優質的初榨橄欖油用於冷製品。別費心使用乾燥香草，其風味不足以派上用場。使用優質高湯塊（stock cube）煮湯或燉菜。可以的話，不妨購買最天然的喜馬拉雅鹽（Himalayan salt，又稱玫瑰鹽），並使用蜂蜜（麥蘆卡蜂蜜尤佳，但價格較高）或楓糖漿代替糖。其他的調味品則取決於個人口味——芥末、醬油與醋，皆能使平淡無味的餐點變得可口。不妨到超市香料區逛逛，找一些喜歡的調味料，並特別留意薑黃，其薑黃素（curcumin）能有效緩解騎車後的發炎狀況，或是肉桂也不錯，可以調節血糖水平。

麥蘆卡蜂蜜（Manuka honey）
產自紐西蘭，是蜜蜂採收自麥蘆卡樹的花朵而成。

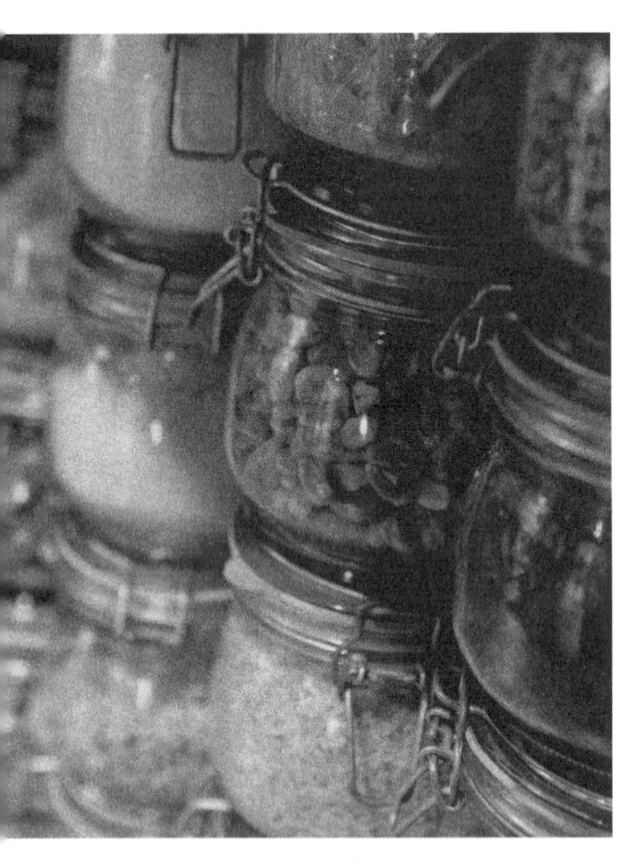

自行車騎士要儲備大量的乾燥食物，食用有益健康的義大利麵、米飯和其他主食，也可吃各類種籽和堅果來補充營養。

莧菜紅（amaranth）
一種穀物，指莧菜紅的籽，可磨成麵粉狀做成麵包。

馬麥醬（Marmite）
成分類似於啤酒糟，再經由淬煉而製成，屬於發酵食品的一種。

最後，別忘了準備充足的零食與騎車時的補給品（頁154）——不只是堅果醬、無花果捲餅乾（fig roll biscuit）和米餅，還有可能會用到的電解質片、蛋白質粉、能量棒與能量果膠等特殊產品。

儲物櫃的基本食材

乾貨：糙米、全麥義大利麵、藜麥、莧菜紅、蕎麥麵、紅和綠扁豆。

豆類罐頭：焗豆、鷹嘴豆、腰豆、赤豆、白腰豆（cannellini），及任何喜歡的豆類。

魚罐頭：鯖魚、鮪魚、鯷魚、沙丁魚（若無法忍受魚腥味，可加點第戎芥末、雪利醋和橄欖油）。

果乾：棗子、無花果、葡萄乾、杏桃、蔓越莓、香蕉、藍莓、枸杞。

堅果與種籽：腰果、核桃、榛果、杏仁、亞麻籽、芝麻、南瓜籽、大麻籽、奇亞籽。

冷藏：奶油、希臘優格、有機牛奶、杏仁奶、帕馬森起司、雞蛋、新鮮青醬。

冷凍：豌豆、甜玉米、水果、綜合漿果、整根香蕉。

雜貨：橄欖油（普通與特級初榨）、高湯塊、麥蘆卡蜂蜜、楓糖漿、第戎芥末、雪利醋、喜馬拉雅鹽、花生醬、馬麥醬和香料。

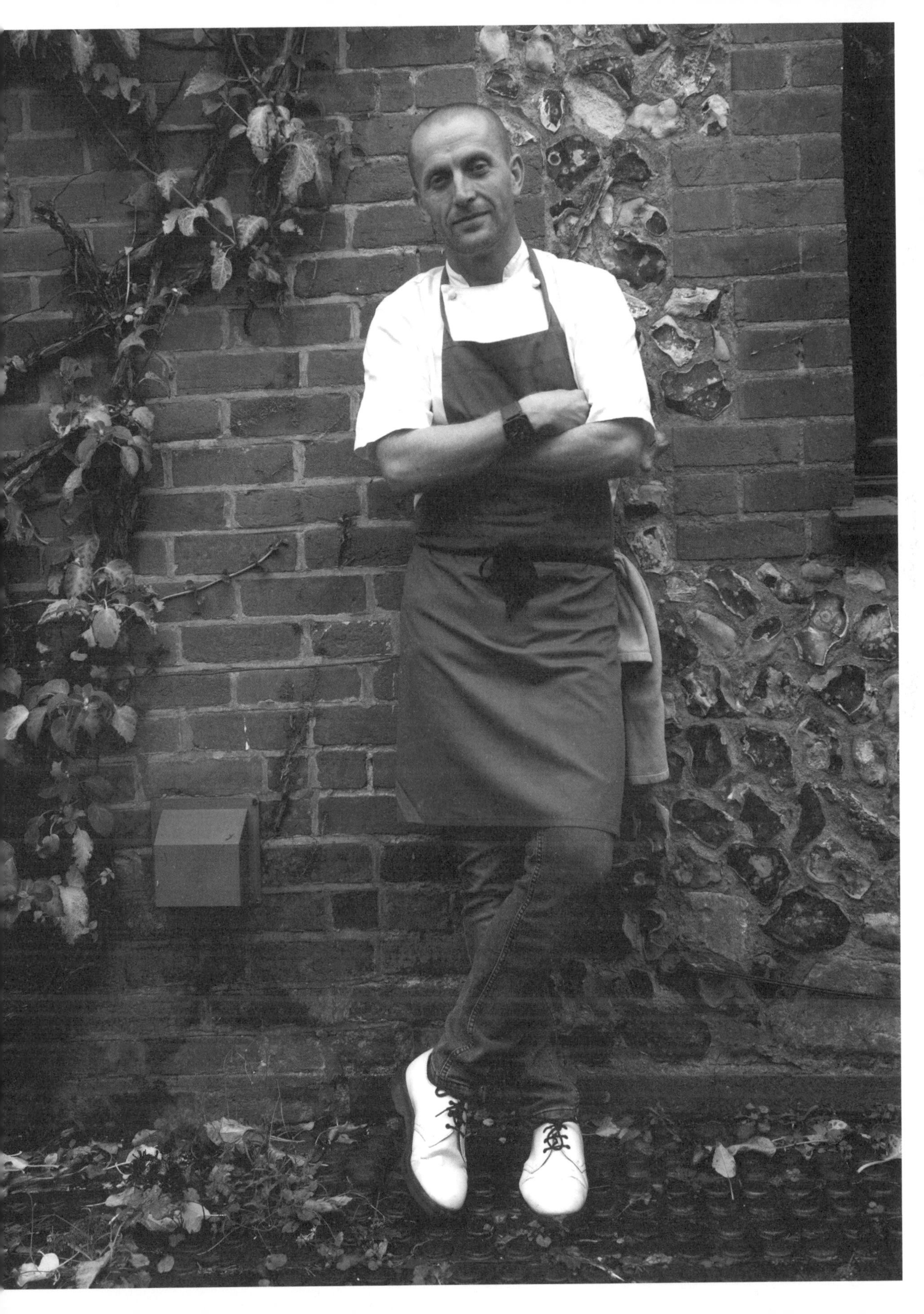

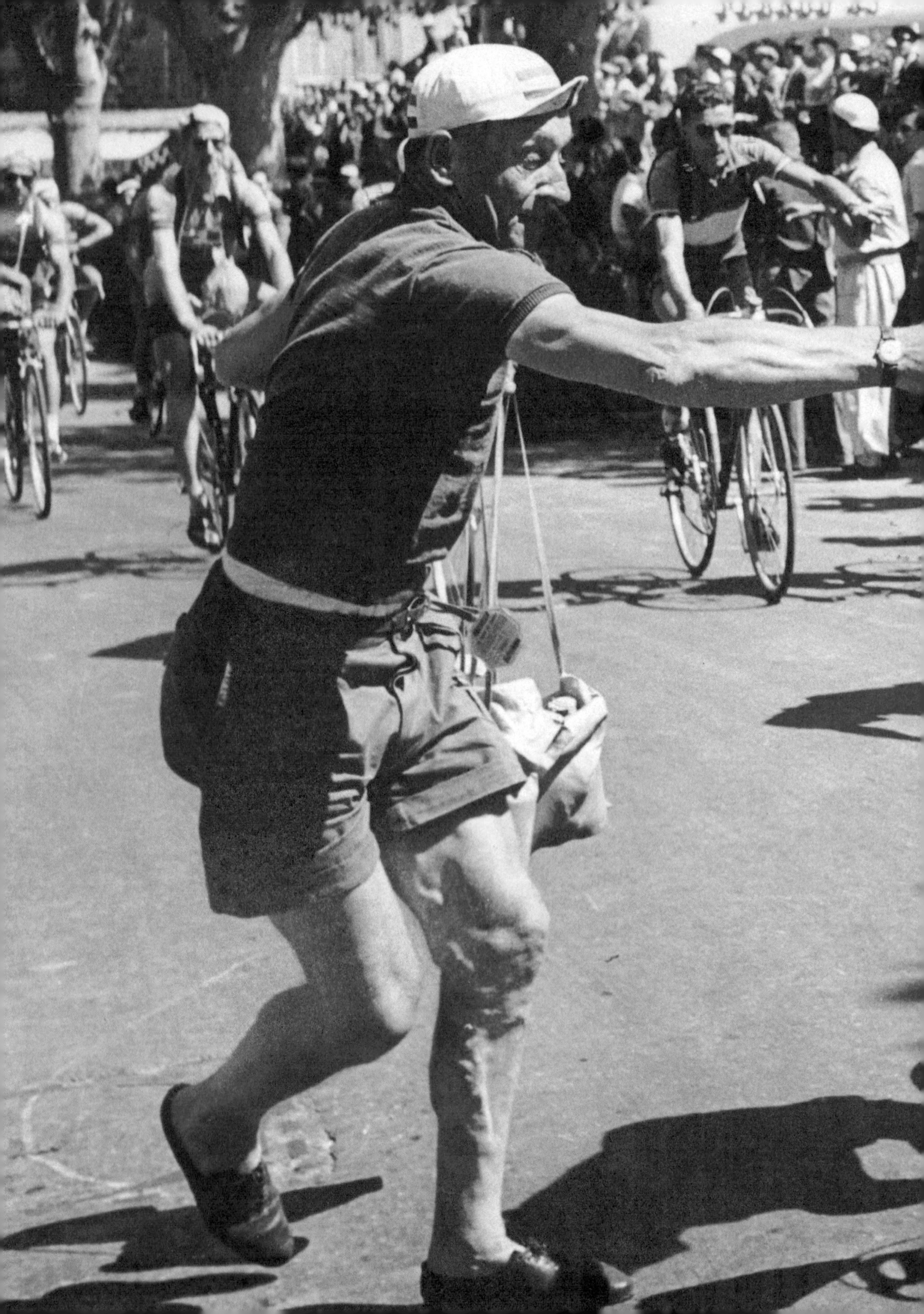

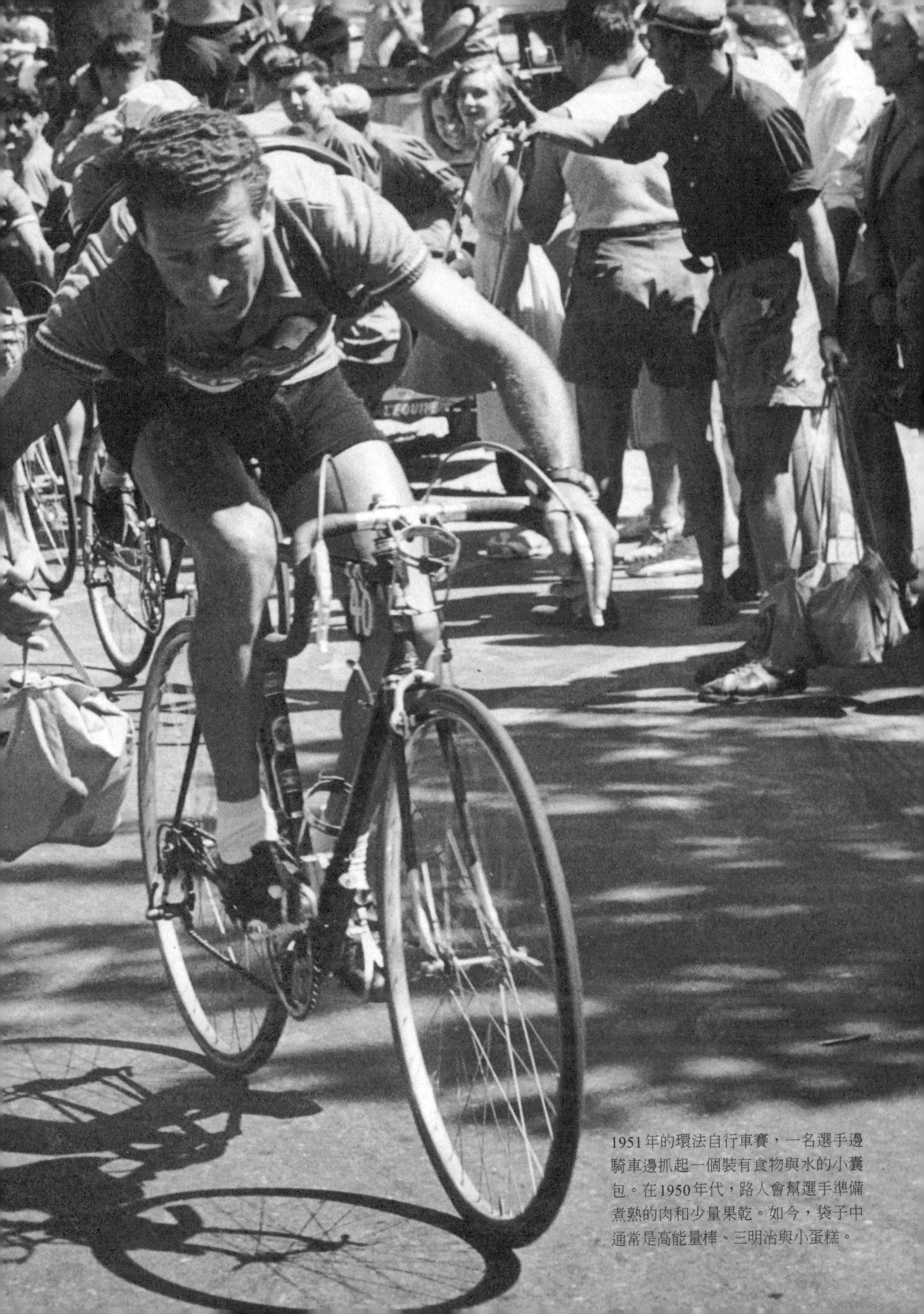

1951年的環法自行車賽，一名選手邊騎車邊抓起一個裝有食物與水的小囊包。在1950年代，路人會幫選手準備煮熟的肉和少量果乾。如今，袋子中通常是高能量棒、三明治與小蛋糕。

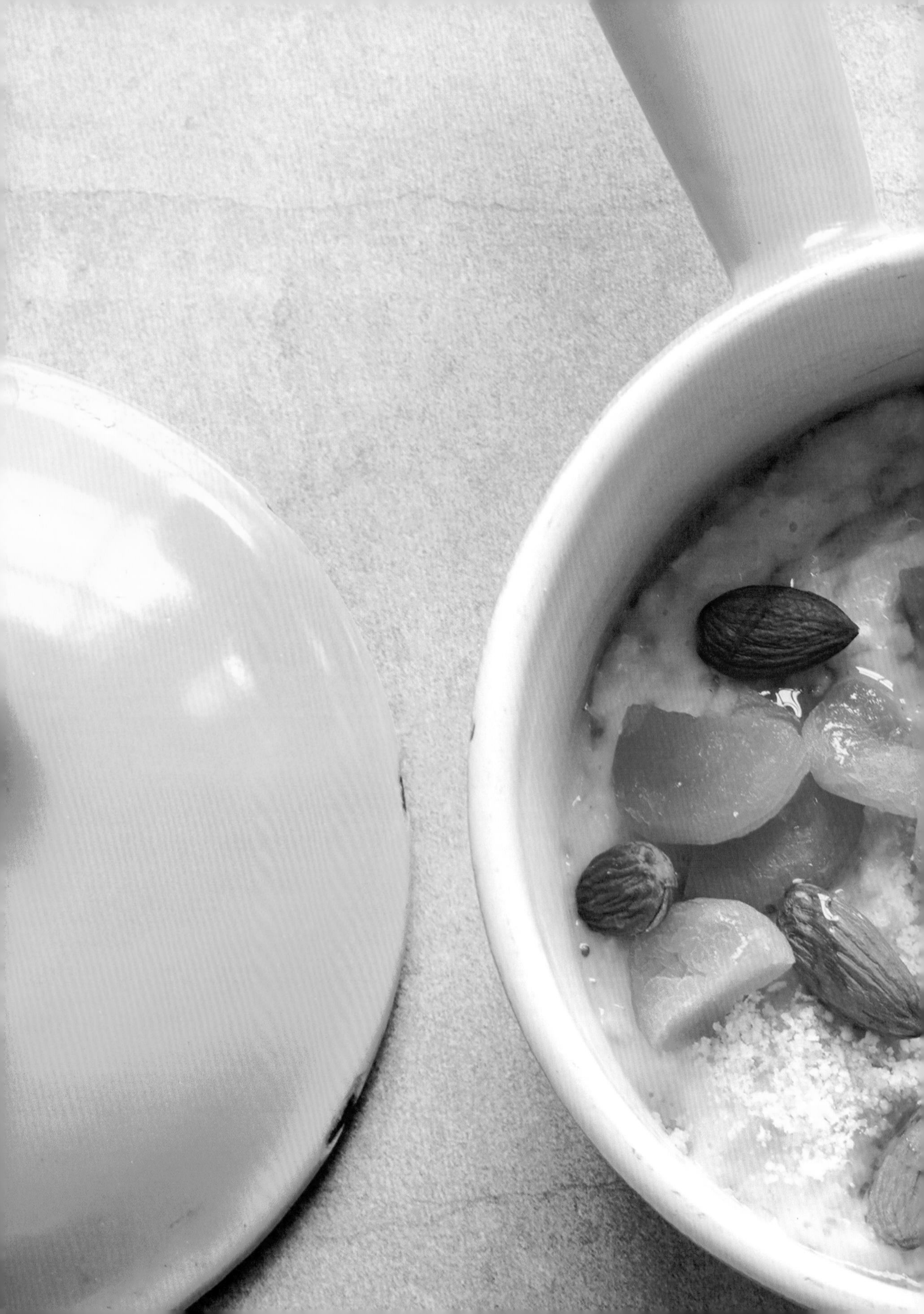

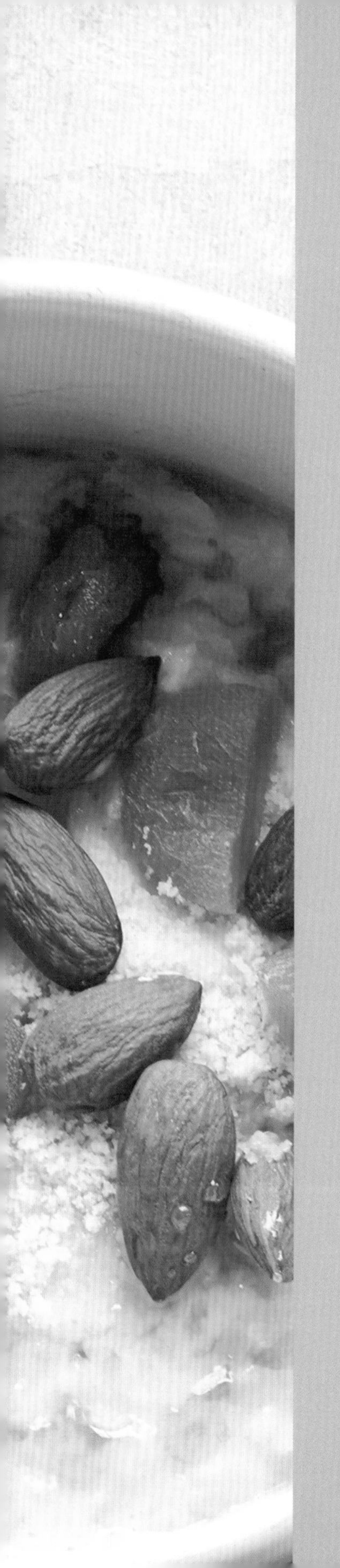

早餐

早餐樣式眾多——從燕麥、雞蛋、吐司到果昔，樣樣美味可口。同時早餐亦是攝取必需營養素的好時機。

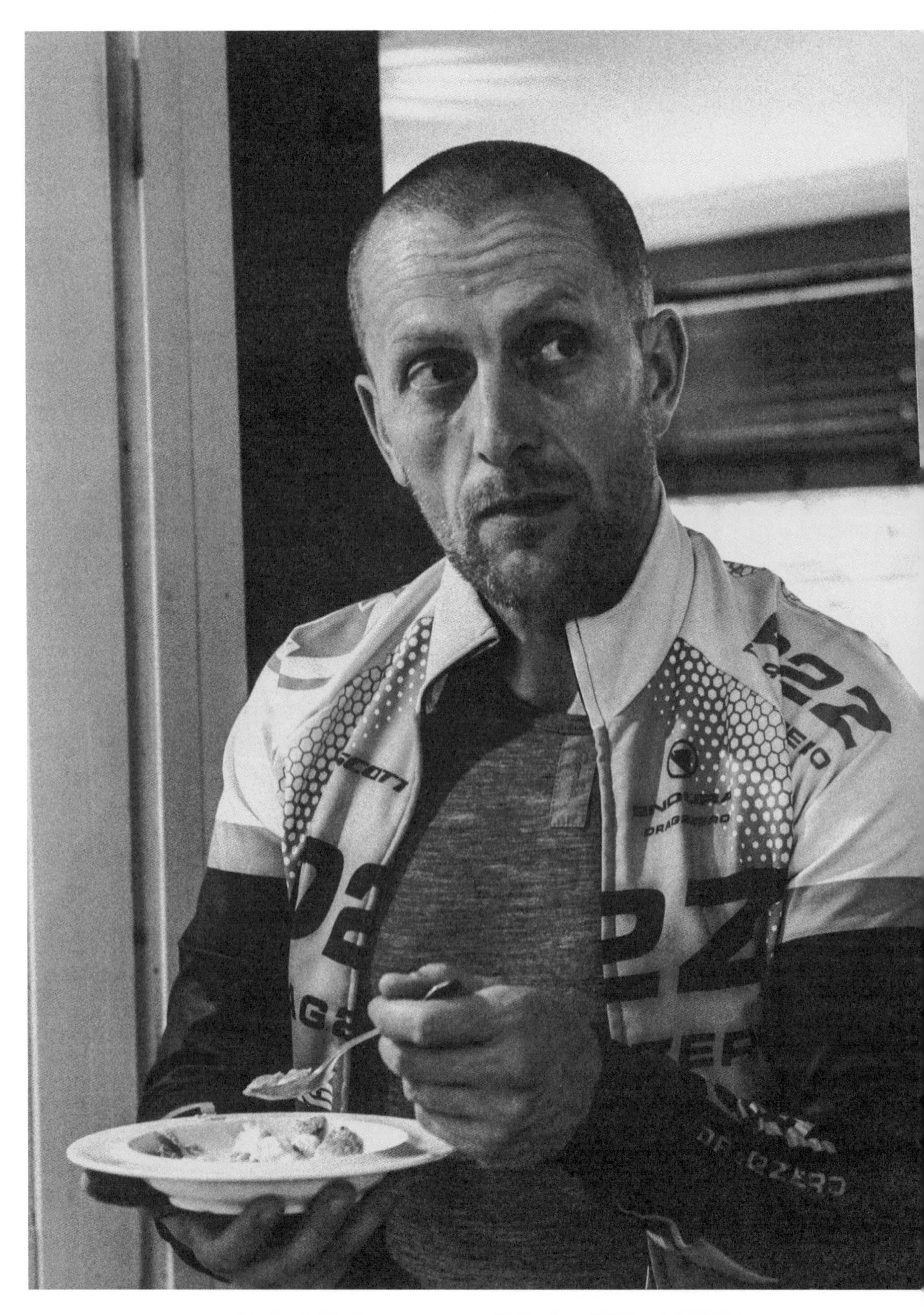

自行車騎士要遵守的營養條件，以此為原則：不能不吃早餐。每到早晨，你已經半天沒進食，身體在睡覺時每小時又會燃燒50-100大卡的熱量，並藉由蛋白質來源進行肌肉修復。因此，起床後必須吃點東西！

多數營養學家認為，早餐要攝取每日能量所需的20%左右。此時便是均衡攝取所需營養素的好時機，因此理想的早餐應包含緩慢釋放的碳水化合物、蛋白質與水果。

如同其他餐食，早餐要能夠反映訓練行程。休息日的早餐可以吃少一點；訓練或去俱樂部鍛鍊體能前至少90分鐘，要吃一頓豐盛的餐點；比賽日則要在賽前2-3個小時，吃更豐盛的早餐。以緩慢釋放的碳水化合物為主，並包含蛋白質與水果。

吃什麼得看個人喜好。除了燕麥片、雞蛋或吐司，多數人時常想不到早餐該吃什麼，但我們能輕易改善它（偶爾可以炒點東西）。燕麥粥是上天賜與騎士的禮物；雞蛋富含蛋白質；全麥吐司則有完善的營養素。放眼全世界，早餐樣式有冷肉、米飯、蔬菜或湯品，不妨大膽打破自己的文化界限。

早餐可能會很匆忙，但你可以快速準備一些東西，或是帶著預煮好的零食在路上吃。什錦果麥粥可於前一天放入冰箱，或者隨手準備一杯高能量果昔。

享用早餐非常重要。省略它，將難以滿足身體一日所需的營養，所以最好備妥各種可輕易製備的新鮮食物。

如同其他餐食，早餐要能夠反映訓練行程。休息日的早餐可以吃少一點；訓練前至少90分鐘，要吃一頓豐盛的餐點。

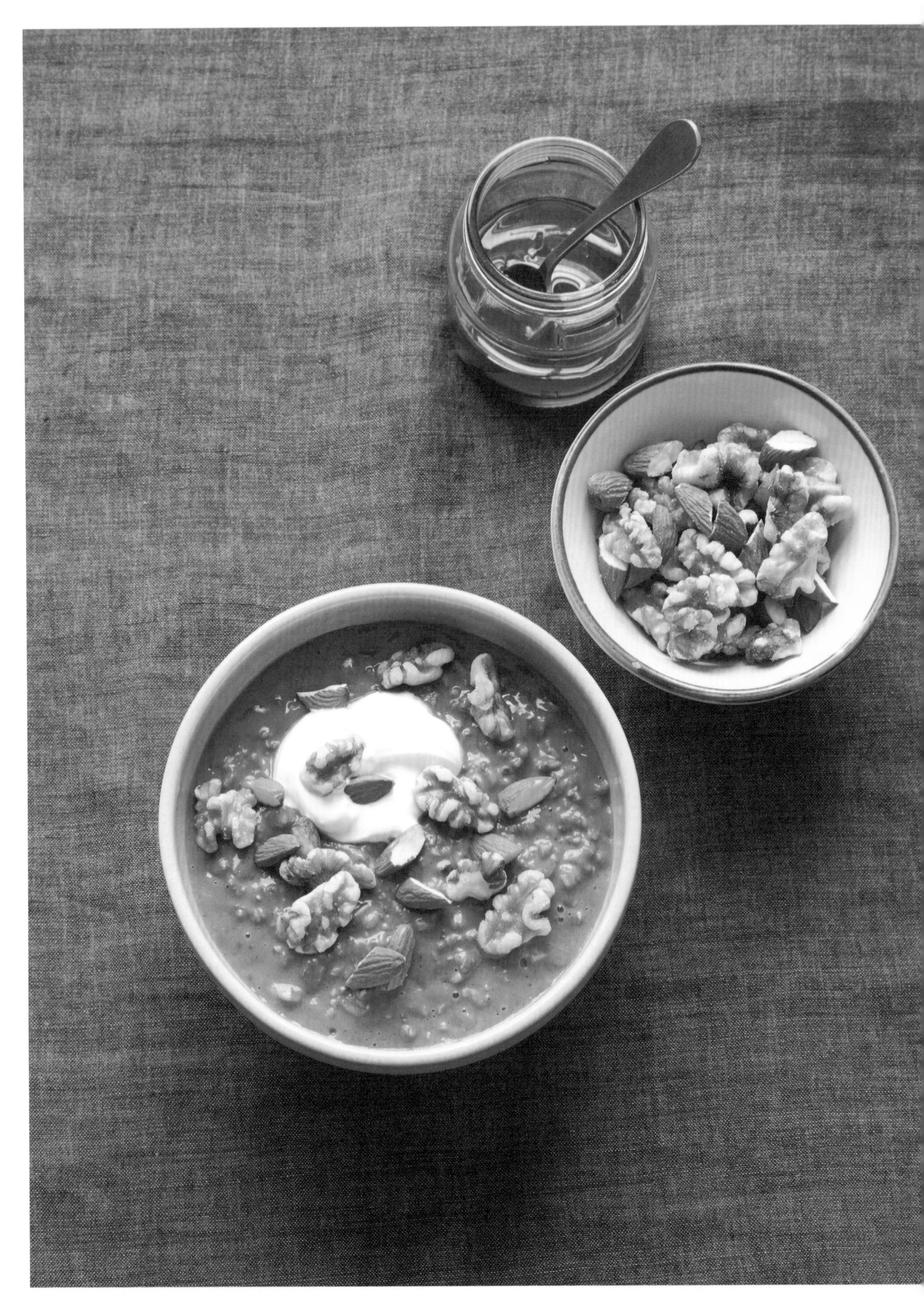

巧克力活力粥佐奇亞籽與杏仁醬

令人飽足的豐盛早餐——完美開啓長途騎行的一日

巧克力豆漿與杏仁醬是絕妙配搭，添加香蕉塊更是可口。麥蘆卡蜂蜜富含抗氧化劑，使人精力充沛。

1人份

65克 燕麥

120毫升 水

200毫升 巧克力豆漿

1茶匙 熟可可粒（Grue de Cacao）

1湯匙 杏仁醬

2茶匙 奇亞籽

1湯匙 低脂希臘優格

1茶匙 麥蘆卡蜂蜜

2湯匙 綜合堅果（杏仁與核桃尤佳）

1. 將燕麥、水、巧克力豆漿和可可粒放入中型湯鍋。小火偶爾攪拌煮10分鐘，若需要，可加點水。
2. 煮熟時，拌入杏仁醬和奇亞籽。
3. 搭配希臘優格、麥蘆卡蜂蜜和堅果食用。

每份營養：

712大卡 ｜ 總碳水化合物75克 ｜ 糖25克
脂肪33克 ｜ 蛋白質28克 ｜ 鈉0毫克

綜合種籽煎餅

適合當作騎車前的優質早餐或騎車後的午餐

製作好的煎餅是一項很棒的技能，而且這個食譜非常簡單。可以預先將食材混合，蓋上蓋子，冷藏至隔天使用。然後，隨意選擇配料——香蕉、希臘優格、楓糖漿、新鮮水果、蜂蜜與法式酸奶油（crème fraîche）。鹹的版本可用煙燻鮭魚、切碎蒔蘿（dill）、酸豆（caper）與天然優格。

6片 x 125克煎餅
（2片煎餅＝一份普通早餐，
3片＝份量到頂了！）
4大顆　散養雞蛋
250毫升　牛奶（可用非乳製奶代替；無糖杏仁奶尤佳）
230克　無麩質自發麵粉（gluten-free self-raising flour）
1茶匙　奇亞籽
1茶匙　大麻籽
1茶匙　南瓜籽
1茶匙　向日葵籽
1湯匙　橄欖油

1. 將雞蛋打入大碗，加入牛奶攪拌。
2. 慢慢倒入麵粉，至混合成均勻糊狀物。
3. 加入混合種籽，靜置5分鐘。
4. 預熱中型不沾鍋。於鍋底注入薄薄一層油，倒出多餘的份，給其餘煎餅使用（其實只要極少量的油）。
5. 舀入125毫升煎餅糊（約中型湯勺的量），兩面各煎2分鐘，至表面呈金黃色。繼續製作時，將煎餅以兩張防油紙隔開，放入餐盤，底部墊以煮有熱水的平底鍋保溫。
6. 搭配喜愛的配料。這種煎餅適合預先做好冷凍保存——把它們疊在一起，以防油紙隔開，放入密封容器／冷凍保鮮袋，便能隨時輕鬆享用。

每份營養（2片煎餅）：
478大卡 ｜ 總碳水化合物68克 ｜ 糖4克
脂肪16克 ｜ 蛋白質16克 ｜ 鈉181毫克

芒果鳳梨百香果穀物粥

這種熱帶風味的粥適合當作賽前或午後點心

這種粥易於消化、口感極佳，若想讓味道更濃郁，可用椰漿代替希臘優格。白色奇亞籽富含Omega-3脂肪酸、纖維與蛋白質。

1人份

65克 混合快熟玉米、布格麥與紅藜麥
1茶匙 亞麻籽
1茶匙 白色奇亞籽
150毫升 鳳梨汁
150毫升 芒果與蘋果汁
50毫升 水
1湯匙 低脂希臘優格
50克 新鮮鳳梨，切碎
50克 新鮮芒果，切碎
1大顆 百香果，果肉與種籽
12顆 整顆帶皮腰果
1茶匙 椰絲（desiccated coconut，爐乾可可椰子仁）

1. 將混合玉米、布格麥與紅藜麥、亞麻籽、白色奇亞籽、果汁和水倒入湯鍋。文火煮12-15分鐘，不時攪拌至穀物煮熟且水分被吸收。
2. 冷卻5分鐘，拌入希臘優格。
3. 倒入碗中，放上新鮮水果、腰果與椰絲享用。

每份營養：

528大卡 ｜ 總碳水化合物84克 ｜ 糖47克
脂肪13克 ｜ 蛋白質14克 ｜ 鈉190毫克

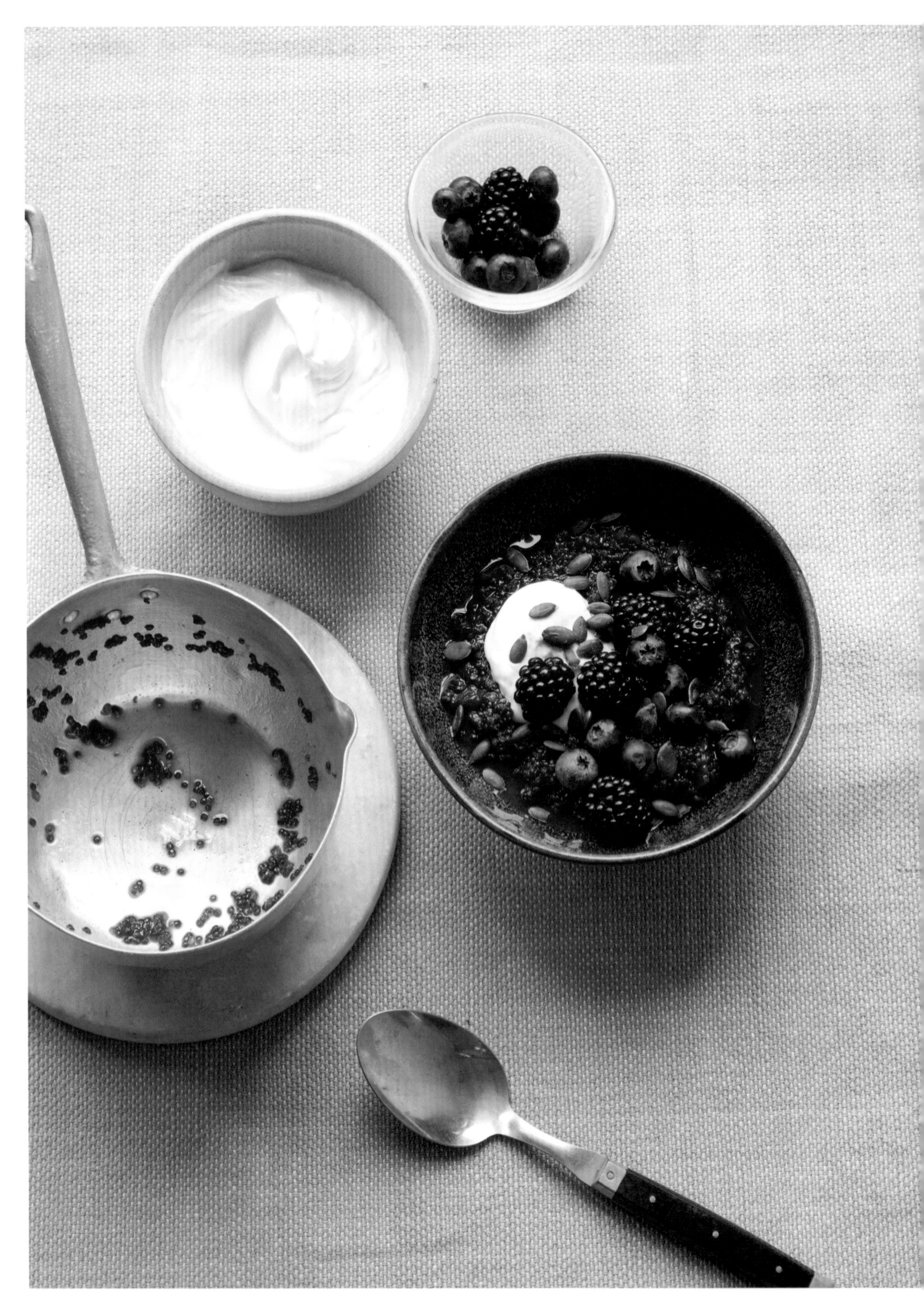

甜菜根櫻桃粥

除了能使整日精力充沛，這種「粥」在下午苦練騎車前食用也很適合。

當你在同一行文字中看到「甜菜根」與「粥」這些字，請不要立即翻頁。自行車騎士都知道，均衡的飲食，務必要把粥當主食。甜菜根有諸多好處，還可以中和蘋果汁的甜度，亦是每日必吃的蔬菜。這種粥需要煮約20分鐘，可以預煮好，冷的也很美味。

1人份

65克　紅藜麥
30克　櫻桃乾
1茶匙　奇亞籽
1茶匙　濃縮甜菜根汁
250毫升　蘋果汁
100毫升　水
1湯匙　希臘優格
1茶匙　南瓜籽
75克　新鮮藍莓與黑莓

1. 將紅藜麥、櫻桃乾、奇亞籽、濃縮甜菜根汁、蘋果汁和水倒入湯鍋。文火煮16-18分鐘。
2. 靜置5分鐘，讓藜麥吸收水分。待其軟化後，倒入碗中。舀入一湯匙希臘優格，放上南瓜籽與新鮮漿果即可食用。

每份營養：

569大卡 ｜ 總碳水化合物116克 ｜ 糖58克
脂肪9克 ｜ 蛋白質15克 ｜ 鈉4毫克

杏仁與杏桃米片粥

易煮的米片可代替燕麥，用來準備美味早餐

學會做甜點當早餐，絕對是未來的勝利者！這就好像是吃米布丁當早餐。這份食譜素食者亦能食用，且不含麩質（gluten）。若要甜一點，可加些楓糖漿。

1人份

60克 米片（rice flakes）
210毫升 杏仁奶
1湯匙 楓糖漿
1茶匙 亞麻籽
1湯匙 杏仁粉
15克 整顆帶皮杏仁
40克 杏桃乾

1. 將米片、杏仁奶、楓糖漿和亞麻籽放入中型湯鍋。用中小火拌煮8-10分鐘。
2. 將粥倒入碗中，撒上杏仁粉、整顆杏仁和杏桃乾即可食用。

每份營養：

653大卡 | 總碳水化合物88克 | 糖32克
脂肪22克 | 蛋白質16克 | 鈉128毫克

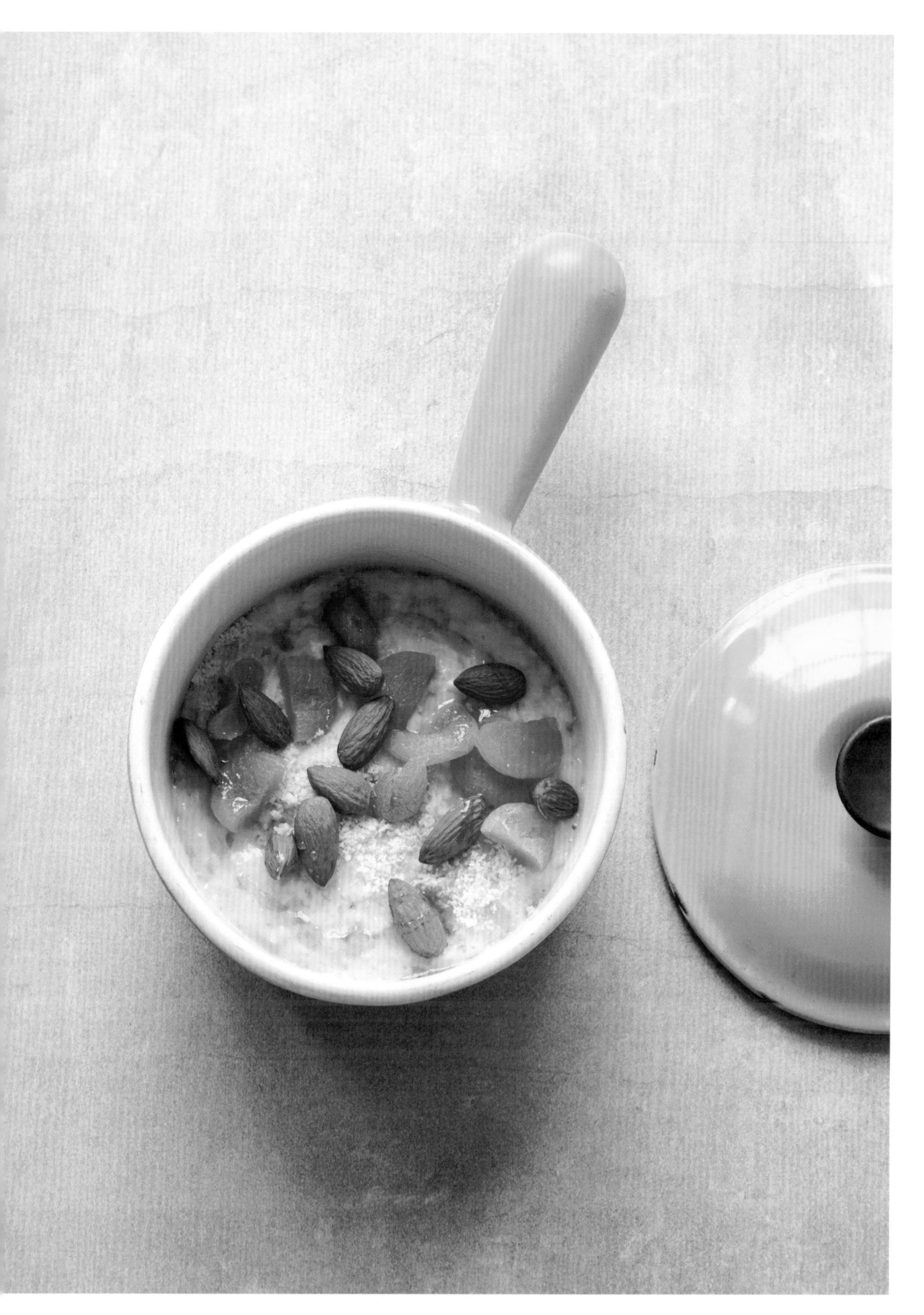

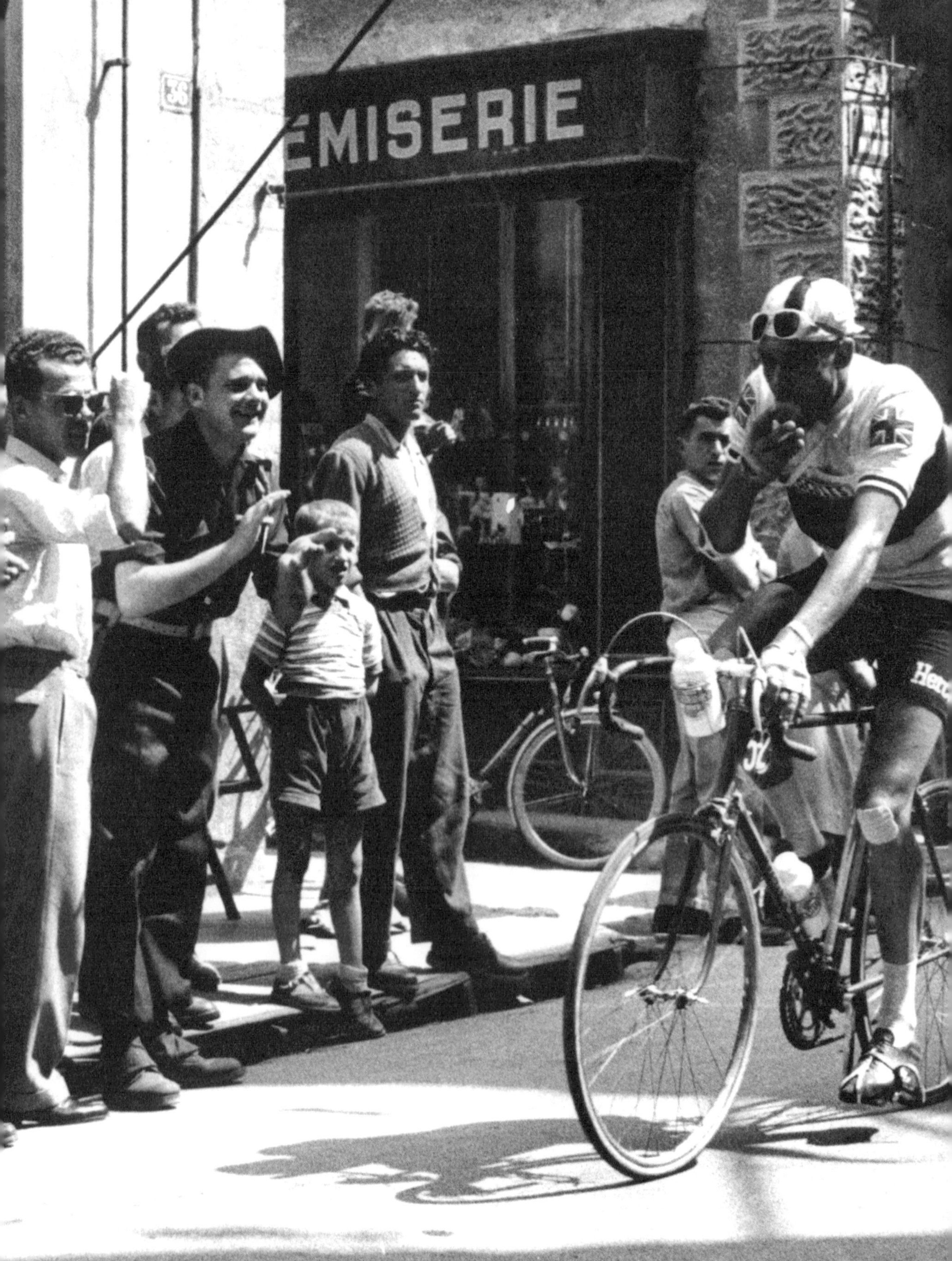
ÉMISERIE
36

特殊飲食和
精英運動員

頂尖運動員只要偏食，就會面臨挑戰。若選手基於道德和健康因素而排除某些食物，賽事表現與體力恢復將會受到哪些影響？

成為頂尖運動員能否不吃某些食物？簡言之，這是可能的。在精英耐力運動中，的確有蛋奶素食者（vegetarian）、純素食者（vegan）與其他特殊飲食的選手，但數量寥寥無幾。在我替奧運選手和專業運動員提供諮詢服務的五年裡，一同合作過的素食者，單手就能數完。理由很簡單：這幾乎是不可能的挑戰。我親自嘗試過在訓練和比賽時不吃肉類與奶製品，簡直是難如登天！

1955年的環法賽事期間，英國車手東尼．霍爾（Tony Hoar）在途經某個法國南部村莊時，食用著一顆番茄。吃素對頂尖選手而言將是個挑戰，也可能處於不利的地位。

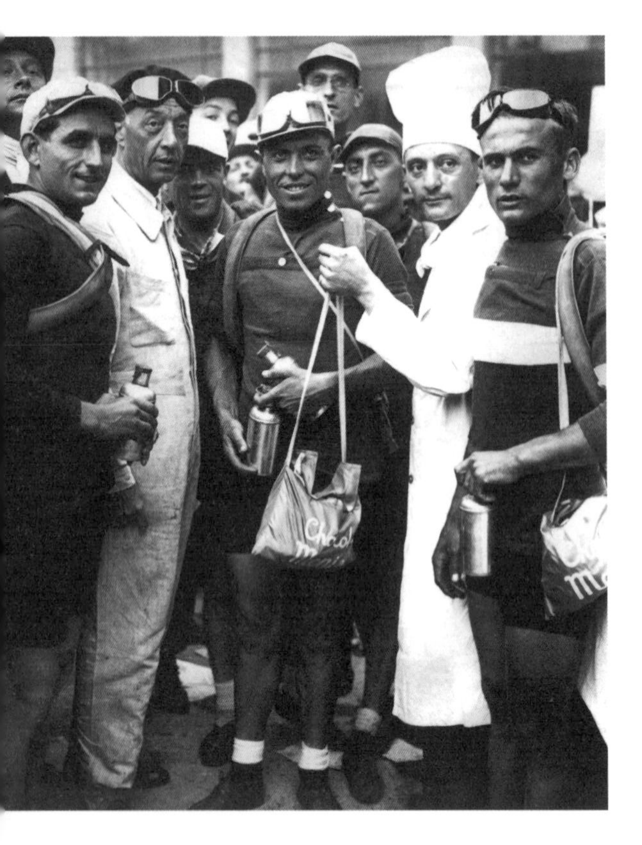

1930年，義大利自行車手里爾科・格拉（Learco Guerra）身穿黃衫，手提囊包。精英車手得做出許多妥協，要衡量財務狀況、社會責任，甚至是職業生涯抉擇，不幸的是，飲食道德也是必須犧牲的項目之一。

我完全能理解，有人基於道德因素，宣揚禁食肉類和乳製品，但我也相信高表現飲食不能將必要的食物排除，而肉類、魚類和雞蛋都是非常重要的。我的食物儲藏櫃裡可能有80%是純素食，但我替精英車手準備的膳食務必要營養均衡，也就是含有紅肉、白肉和魚類。

紅肉富含鐵，是血紅素（haemoglobin）的重要成分，血紅素則是負責輸送體內氧氣的紅血球之蛋白質。來自植物、乳製品或補品的鐵很難被吸收到血液中；肉類富含鋅，兼具抗氧化與消炎作用；維生素B12是產生能量必須的營養素，卻無法透過植物性食物攝取；最後，只有肉類含有肌酸（creatine），有助於肌肉在高強度運動中產生能量，這點對運動員而言非常重要。

細心調配飲食，再搭配各類補品，或許能攝取到等同於肉類膳食的營養。話雖如此，要做到這點，需投入大量心血。精英車手得做出許多妥協，要衡量財務狀況、社會責任，甚至是職業生涯抉擇，不幸的是，我認為飲食道德（dietary ethics）也是必須犧牲的項目之一。

此外，照顧好腸道很重要。劇烈運動時，血液會從消化系統流向肌肉，因此，不意外地有些騎士會有消化道的問題。腸道是身體補充能量的關鍵，自行車手只要能顧好腸道，就能表現得更出色。

麵包和義大利麵是許多選手主要的碳水化合物來源，內含麩質（使烘焙食品膨鬆有嚼勁的蛋白質），有些人會難以消化。無麩質飲食能增進選手的表現嗎？有人認為，這種膳食可減輕腸道負擔，有助於人體吸收營養。確實，全世界有許多耐力運動員在追求無麩質飲食，包含一些職業車隊。我先前心存懷疑，便嘗試了一下（為了證明它行不通），但數週後，我不得不承認消化情況有所改善。

將任何食物從飲食中排除之前，應該先詢問持有執照的營養學家、營養師或醫生的建議。若選用健康的替代品，可以在不排除重要營養素的情況下採納無麩質飲食，但得小心避免疏漏任何重要的成分。用米飯、馬鈴薯、玉米薄餅（tortilla）、無麩質麵包和義大利麵（記得檢查加工食品的營養成分），可輕鬆取代麵包、義大利麵、餅乾和穀類食品。你還需要蔬菜和水果攝取纖維。此做法可能不適用於每個人，但只要有對應的規劃，嘗試幾週應該不成問題。

也有人認為應該採納無乳糖（lactose-free，非乳製品）飲食，因為這可能也會導致消化不良。然而，乳製品是獲取能量、碳水化合物與蛋白質的重要來源，並且能夠有效幫助恢復體力。可透過魚罐頭、水果乾或多葉蔬菜等非乳製品攝取鈣質，並利用補品補充其他營養素，但這並非理想的高表現飲食。用豆漿、糙米漿或杏仁奶（要確保富含鈣質）取代牛奶當然沒問題，但除非是礙於疾病因素，否則不要完全不碰牛奶。

排除食物規則

- 飲食中別剔除肉類、魚類或乳製品，除非是基於疾病或道德理由必須這樣做。
- 可以考慮減少攝取某些食物，但不要完全不碰。
- 瞭解自己缺乏哪些營養素及該如何補足。
- 攝取缺乏的營養素時，避免食用過量碳水化合物、脂肪或糖。
- 注意替代食品的蛋白質含量。
- 避免高度加工的無肉、無乳或無麩質食品。

素食必需品

吃素的運動員，應該定期補充以下食物：

- 雞蛋
- 乳製品
- 豆類
- 堅果和種籽
- 藜麥和蕎麥
- 菠菜、青花菜和羽衣甘藍
- 大豆產品——豆腐和豆漿。

無麩質替代品

- 米飯
- 馬鈴薯
- 甘薯
- 無麩質麵包和義大利麵
- 藜麥和蕎麥
- 玉米粥
- 燕麥粥

素食香蕉煎餅

香蕉營養豐富，是碳水化合物與鉀的絕佳來源，讓人精力充沛。

這種煎餅的口感和一般的極為不同，稍微更扎實。加一點水果乾也很好吃。建議完成後立即食用，否則冷卻會有橡膠感。

3-4片中等煎餅

225克 無麩質自發麵粉
225毫升 豆漿
少許 海鹽
2湯匙 椰子乾
1大根 熟成香蕉，去皮
1湯匙 融化椰子油
1茶匙 橄欖油（另備煎炸用）
搭配新鮮水果食用（一根香蕉切片／50克時令漿果）

1. 用食物調理機將所有食材攪打至均勻糊狀。
2. 預熱中型不沾鍋。於鍋底注入薄薄一層油，倒出多餘的份，給其餘煎餅使用（其實只要極少量的油）。
3. 舀入125毫升煎餅糊（約中型湯勺的量），兩面各煎2分鐘，至表面呈金黃色。
4. 搭配新鮮水果立即食用。

每份營養（1片煎餅）：

339大卡 | 總碳水化合物56克 | 糖7克
脂肪11克 | 蛋白質5克 | 鈉330毫克

肉桂芝麻法式吐司

重大賽事前的極佳早餐！

若有不是非常新鮮的麵包，就可以拿來做這份餐點。你可以輕鬆做出鹹味法式吐司，搭配烤番茄和炒小蘑菇食用，當然便不用加肉桂、肉荳蔻（nutmeg）和糖！

2人份

3顆 雞蛋，打散

2湯匙 牛奶

1茶匙 肉桂粉

1撮 肉荳蔻粉

1湯匙 芝麻

1湯匙 紅糖（brown sugar）

4片 手工厚切優質麵包（放兩天尤佳）

1茶匙 橄欖油

搭配希臘優格和／或優質楓糖漿、蜂蜜食用

1. 於大碗中攪拌雞蛋、牛奶、肉桂、肉荳蔻、芝麻和紅糖。
2. 將麵包浸入雞蛋混合物，確保蛋液徹底包覆且滲入麵包。
3. 預熱大型不沾鍋。於鍋底注入薄薄一層油，倒出多餘的份，給下一片使用（其實只要極少量的油）。
4. 將浸濕的麵包雙面各煎2-3分鐘，至表面呈金黃色。
5. 搭配希臘優格和／或優質楓糖漿、蜂蜜食用。

每份營養：

399大卡 ｜ 總碳水化合物49克 ｜ 糖9克
脂肪15克 ｜ 蛋白質19克 ｜ 鈉109毫克

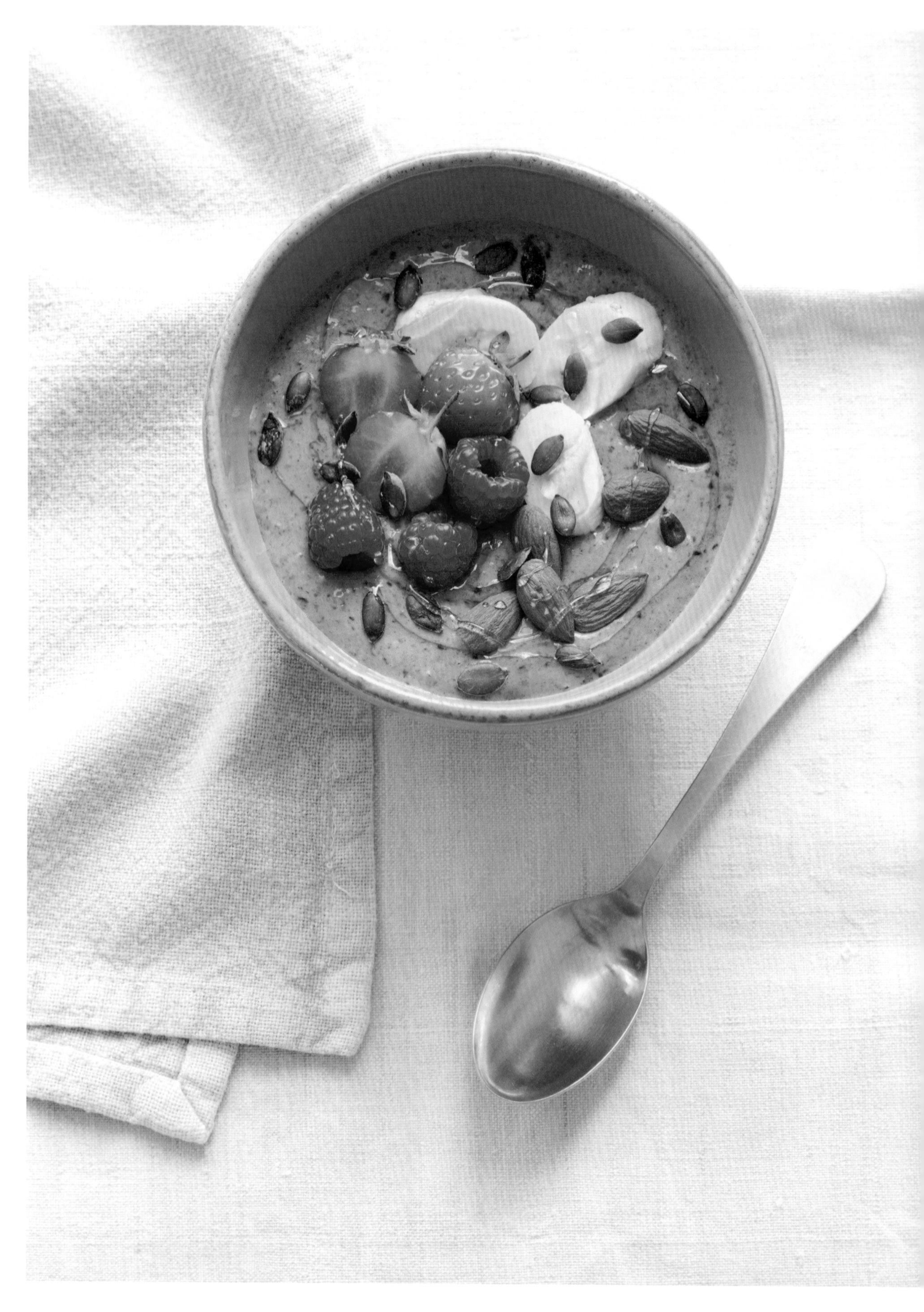

果昔碗

冷凍漿果的營養與新鮮漿果一樣豐富。在漿果變質前便可以將它們用盡。

進階版的果昔，不妨想成是濕潤的水果木斯里穀麥片！這是運用剩餘水果的好辦法，但我通常會儲存一些冷凍水果。忙碌的車手一定要在冷凍庫儲備藍莓、覆盆子和其他綜合夏季水果。

1人份

50毫升 杏仁奶

100克 冷凍漿果，如藍莓、覆盆子（超市通常會販售「果昔用」的綜合水果）

1根 香蕉，去皮

1把 菠菜葉

1湯匙 傳統（滾壓）燕麥片

20克 奇亞籽

100克 低脂希臘優格

1湯匙 綜合種籽，如向日葵籽、南瓜籽

搭配新鮮漿果（草莓切半、整顆覆盆子）、香蕉片、南瓜籽、整顆帶皮杏仁、蜂蜜（依喜好）食用

1. 於食物調理機內混合杏仁奶、冷凍漿果、香蕉和菠菜葉。
2. 拌入燕麥片、奇亞籽、希臘優格和綜合種籽。倒入碗中，於冷藏靜置30分鐘。
3. 搭配新鮮漿果、香蕉片、南瓜籽、杏仁和蜂蜜食用。

木斯里穀麥片（muesli）

穀物直接壓扁後加入堅果／果乾，搭配牛奶的早餐食品。

每份營養：

399大卡 ｜ 總碳水化合物56克 ｜ 糖24克
脂肪11克 ｜ 蛋白質21克 ｜ 鈉56毫克

魚蛋燴飯

這是我對這道傳統蘇格蘭菜（沒錯，它源自蘇格蘭）的詮釋。這道食物有緩慢釋放的碳水化合物與大量蛋白質，很適合訓練食用

傳統的魚蛋燴飯使用印度香米，較阿伯里歐米／長粒米脆弱，攪拌和烹飪時要小心，免得裂開。製作這道餐點全程不超過20分鐘。

2人份（1份可當午餐）

25克 奶油

1顆 洋蔥，去皮切碎

2茶匙 中辣咖哩粉（不要太辛辣或呈粒狀）

1茶匙 薑黃粉

200克 印度香米

600毫升 魚／蔬菜高湯（優質高湯塊／市售高湯）

400克 煙燻黑線鱈魚片（haddock），去皮（可請魚販幫忙），修整後切丁

200克 冷凍豌豆

1束 蔥，修整後切蔥花

3-4顆 散養雞蛋，煮熟切半

1茶匙 黑洋蔥籽（black onion seed）

1湯匙 蘇坦娜葡萄乾（sultana）

1. 預熱大型不沾鍋，以小火融化奶油。將洋蔥炒軟，約2-3分鐘。拌入咖哩粉和薑黃，再煮2分鐘。
2. 加入米飯，攪拌均勻。倒入高湯，偶爾攪拌煨煮10分鐘。待米飯煮至85%的熟度時（印度香米通常煮約12分鐘，參見包裝指示），加入煙燻黑線鱈和豌豆。調至文火輕輕攪拌，煨煮黑線鱈2-3分鐘（魚肉由不透明轉為白色，別煮過頭）。
3. 上菜前，拌入蔥花，放上切半水煮蛋，撒上黑洋蔥籽與葡萄乾。

阿伯里歐米（Arborio）
一種義大利短穀米，烹煮義大利燉飯的必用米種。

每份營養（1片煎餅）：

592大卡 ｜ 總碳水化合物71克 ｜ 糖8克
脂肪16克 ｜ 蛋白質43克 ｜ 鈉1486毫克

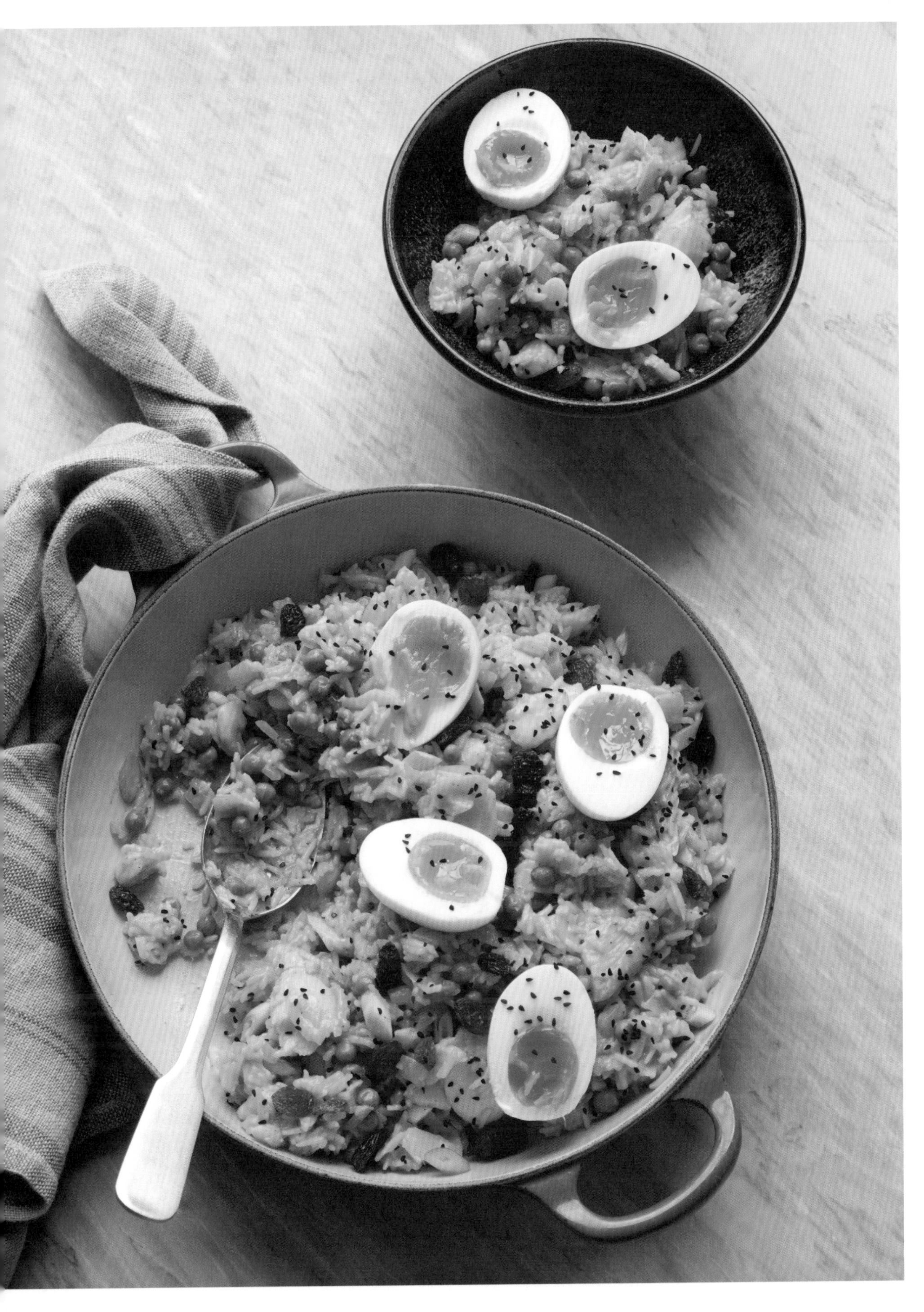

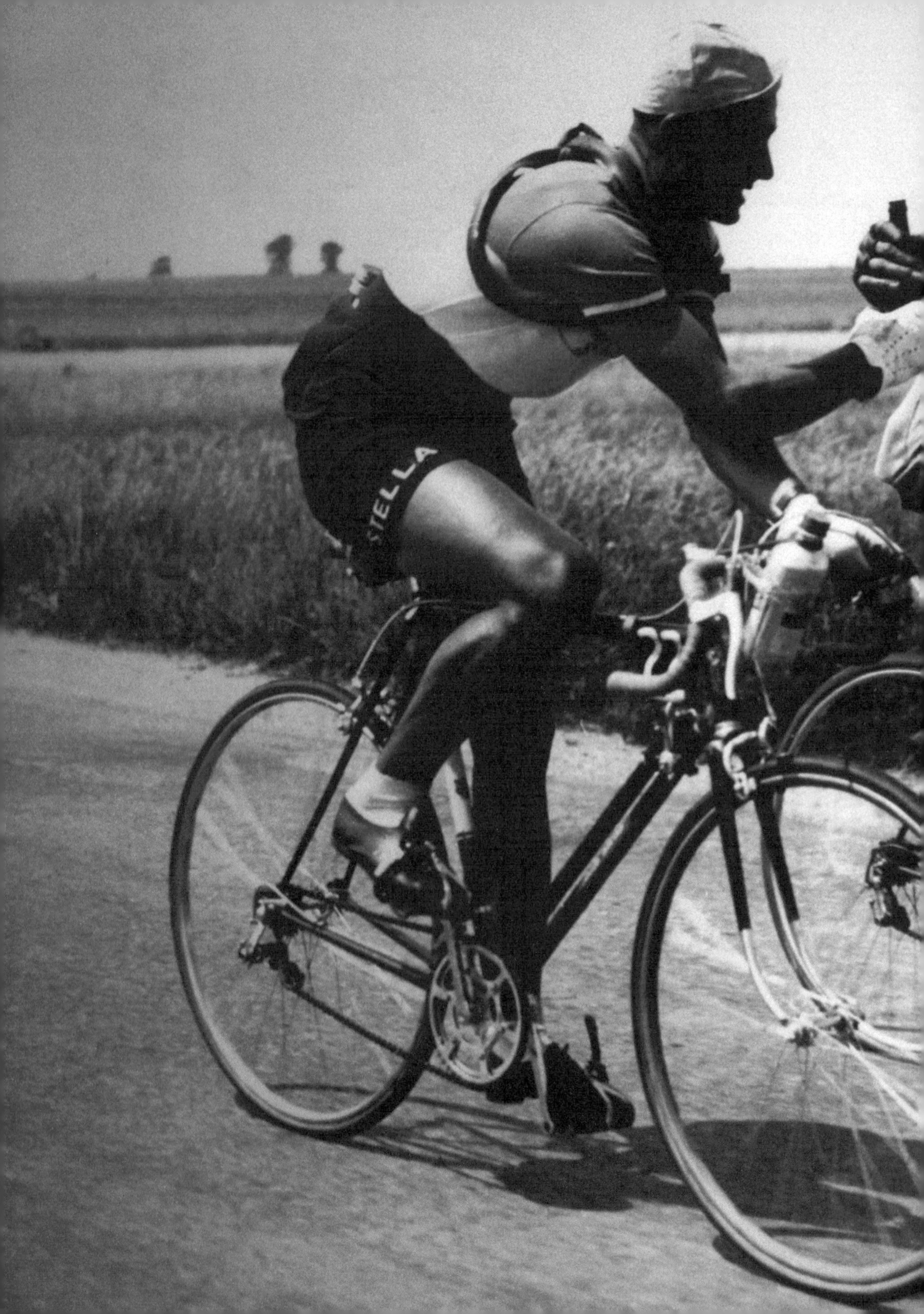
STELLA

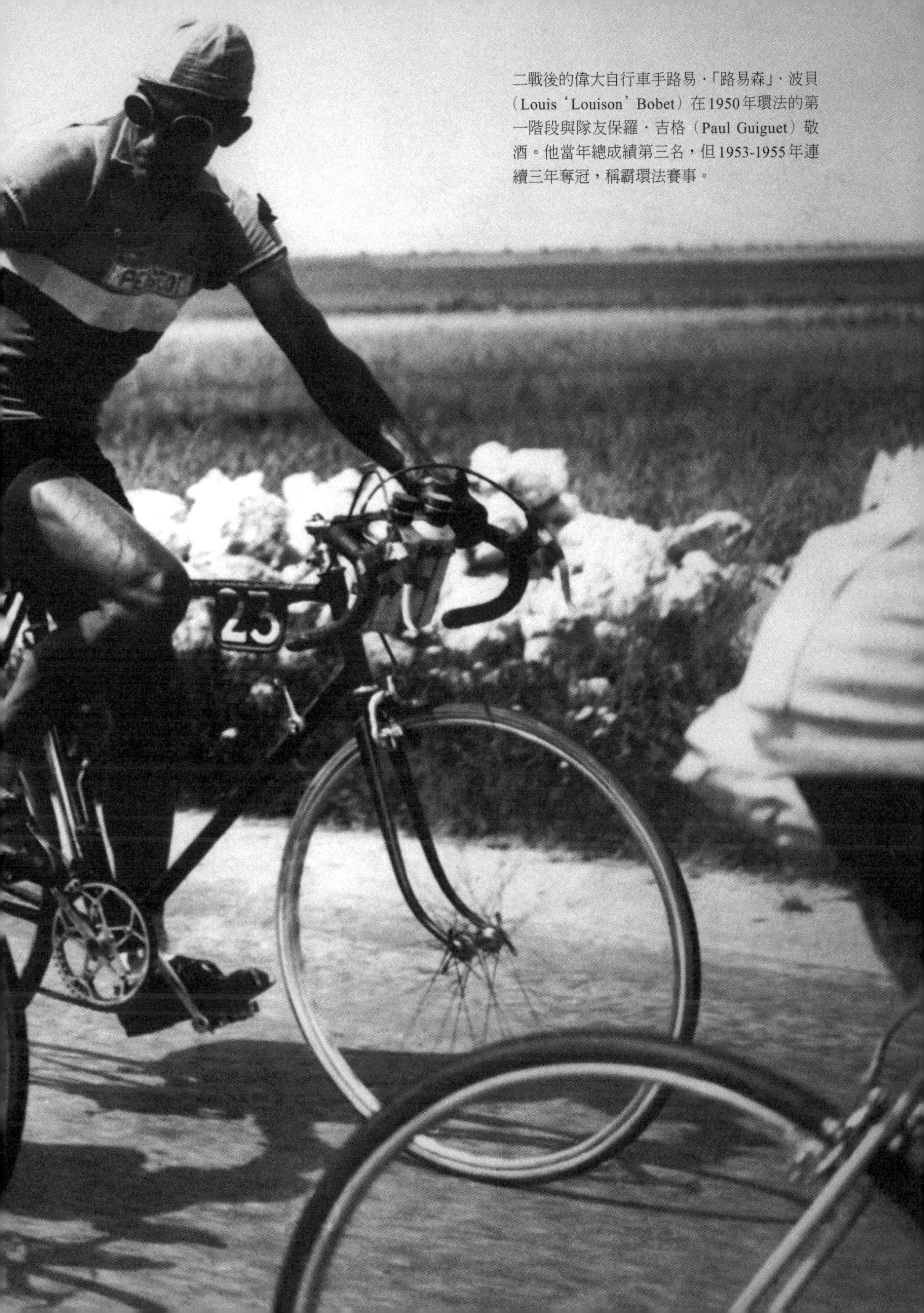

二戰後的偉大自行車手路易·「路易森」·波貝（Louis ‘Louison’ Bobet）在1950年環法的第一階段與隊友保羅·吉格（Paul Guiguet）敬酒。他當年總成績第三名，但1953-1955年連續三年奪冠，稱霸環法賽事。

什錦果麥粥

吃什錦果麥粥當早餐是很棒的，可以用隨處可見的簡單食材預先準備好。這種餐點綜合了緩慢與快速釋放的碳水化合物、脂肪和蛋白質，且非常美味。瑞士醫師馬克西米蘭·伯奇—本納（Maximilian Bircher-Benner）於1900年左右發明了什錦果麥粥。他認為生機飲食（raw food，又譯裸食／生食）更具營養，因為含有直接來自於太陽的能量。從生機飲食來看，馬克西米蘭走在時代的前端，可謂原始引領潮流的人物！

我做過大量實驗，發現什錦果麥粥很容易消化，騎車時不會感覺胃不適。舉例來說，它不像吃粥一樣會讓我感覺胃鼓脹。若晚上要比賽或覺得肚子餓，什錦果麥粥也很適合當作下午的點心。歐洲人經常於傍晚食用。

什錦果麥粥的基本成分是50克燕麥、50克優格與100毫升牛奶／果汁，之後可以自由添加與調整喜愛的口味與口感。不妨加點奇亞籽／大麻籽增加蛋白質含量。若早餐想吃更飽一點，可添加杏仁粉／椰子片。多方嘗試看看能變出哪些花樣。

無論食譜如何調整，做法都一樣：將所有食材混合，蓋上蓋子，放入冷藏至隔天。亦可早上準備，混合食材後靜置15-20分鐘。若是前一晚準備好，早上可能要加點牛奶（25毫升），因為燕麥會吸收大量水分。我喜歡最後再加入堅果，這樣口感才會酥脆。

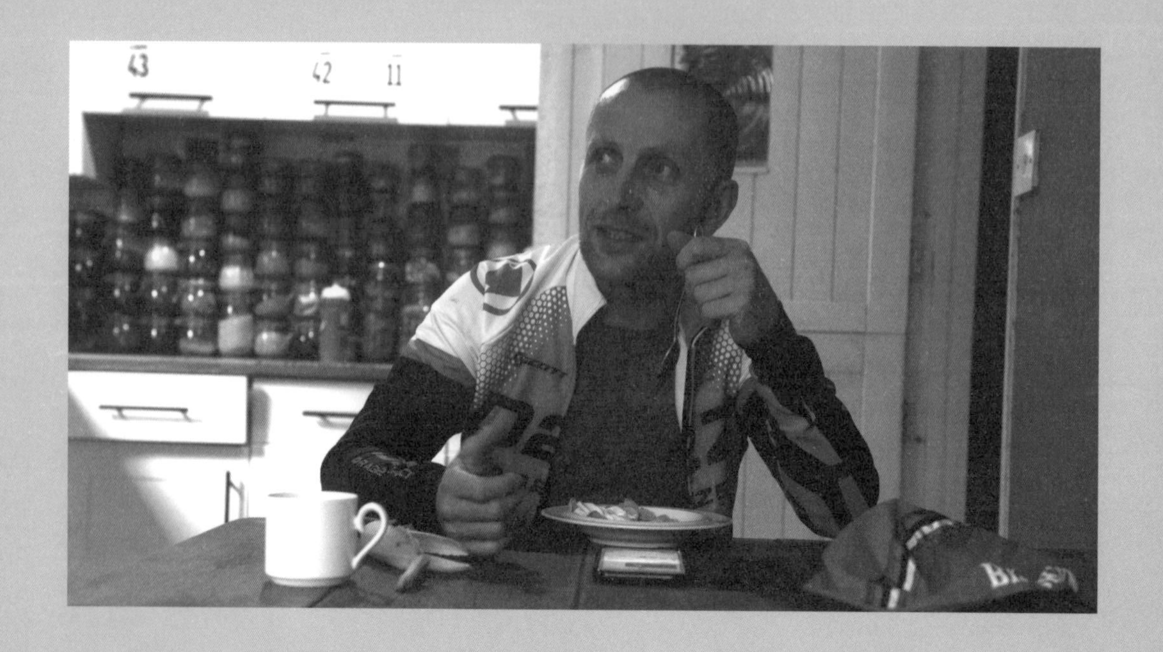

摩卡果麥粥

這種餐點會刺激腎上腺素，咖啡喝再多也不嫌多！

早餐吃巧克力……夢想成真！若想要增加口感和濃郁的苦巧克力味，可添加一茶匙熟可可粒。

1人份

60克 無麩質燕麥

2茶匙 杏仁粉

1湯匙 奇亞籽

2茶匙「Sweet Freedom」牌純素食熱巧克力醬

60克 大豆優格

1小杯 濃縮咖啡（或1湯匙即溶濃咖啡）

100毫升 巧克力豆漿

1把 核桃、榛果和杏仁

1. 稱量燕麥、杏仁粉和奇亞籽等乾性食材，倒入碗中。
2. 拌入濕性食材。
3. 於室溫靜置10分鐘或放入冷藏至隔天——早上要加一點牛奶，口感應該近似稀飯。
4. 食用前再加入堅果，才能保持酥脆。

每份營養：

555大卡 ｜ 總碳水化合物55克 ｜ 糖15克
脂肪27克 ｜ 蛋白質22克 ｜ 鈉61毫克

椰林飄香果麥粥（Piña colada bircher）

自行車重訓的前一天晚上，不妨於睡前食用這款粥

這種早餐實在太棒了，且熱帶水果一年四季都能取得，價格也不高。亦可添加芒果和蘋果汁，甚至全脂罐裝椰漿，但會大幅增加熱量。然而，長途騎車前攝取高熱量可以是好事。若想增添口感，可加入腰果攪拌食用。

1人份

50克 無麩質燕麥
1湯匙 奇亞籽
1湯匙 椰絲
50克 低脂希臘優格
50毫升 椰子豆漿（或糙米漿）
50毫升 鳳梨汁
1根 香蕉，去皮切片
150克 新鮮鳳梨與芒果，切碎

1. 稱量燕麥、奇亞籽和椰絲，倒入碗中。
2. 拌入濕性食材和香蕉片。
3. 於室溫靜置10分鐘或放入冷藏至隔天——早上要加一點牛奶，口感應該近似稀飯。
4. 放上新鮮鳳梨和芒果食用。

每份營養：

659大卡 ｜ 總碳水化合物100克 ｜ 糖44克
脂肪21克 ｜ 蛋白質20克 ｜ 鈉53毫克

經典蘋果肉桂果麥粥

我們通常用這款粥當作賽前早餐，味道不濃，很容易下肚

簡單製作、經典風味與易於搭配的食材，若想嘗試其他口味，可用蘋果汁代替牛奶。想吃甜一點，搭配1湯匙杏仁片與1茶匙蜂蜜。

1人份

50克 無麩質燕麥

25克 葡萄乾

1撮 肉桂

1大顆 蘋果，帶皮磨碎

100毫升 半脫脂牛奶（可用非乳製奶代替；無糖杏仁奶尤佳）

50克 希臘優格

1. 稱量燕麥、葡萄乾和肉桂等乾性食材，倒入碗中。
2. 將蘋果磨碎倒入碗中。帶皮的蘋果吃起來口感很棒，也保留更多營養。
3. 加入牛奶和優格。
4. 於室溫靜置10分鐘或放入冷藏至隔天——早上要加一點牛奶，口感應該近似稀飯。

每份營養：

533大卡 ｜ 總碳水化合物90克 ｜ 糖27克
脂肪12克 ｜ 蛋白質18克 ｜ 鈉12毫克

甜菜根藍莓果麥粥

一道真正充滿能量的早餐——近期研究建議，食用甜菜根可降低血壓與提高運動表現

老實說，甜菜根汁要喝多了才能習慣它獨特的味道。但許多傑出的研究指出，甜菜根對自行車騎士有極大的好處。甜菜根的土味與藍莓和藍莓優格的甜味非常搭配。配上1茶匙蜂蜜與1湯匙南瓜籽便完成這道餐點。

1人份

50克 無麩質燕麥

1湯匙 奇亞籽

75毫升 牛奶（可用非乳製奶代替；無糖杏仁奶尤佳）

50克 藍莓優格

1茶匙 濃縮甜菜根汁

50毫升 甜菜根與蘋果汁（各半）

60克 冷凍藍莓

1茶匙 蜂蜜

1湯匙 南瓜籽

1. 稱量燕麥和奇亞籽，倒入碗中。
2. 加入牛奶、優格、濃縮甜菜根汁，與混合甜菜根蘋果汁。
3. 拌入冷凍藍莓。
4. 於室溫靜置10分鐘或放入冷藏至隔天——早上要加一點牛奶，口感應該近似稀飯。
5. 食用前，淋上蜂蜜，並撒上南瓜籽。

每份營養：

471大卡 | 總碳水化合物64克 | 糖27克
脂肪15克 | 蛋白質18克 | 鈉9毫克

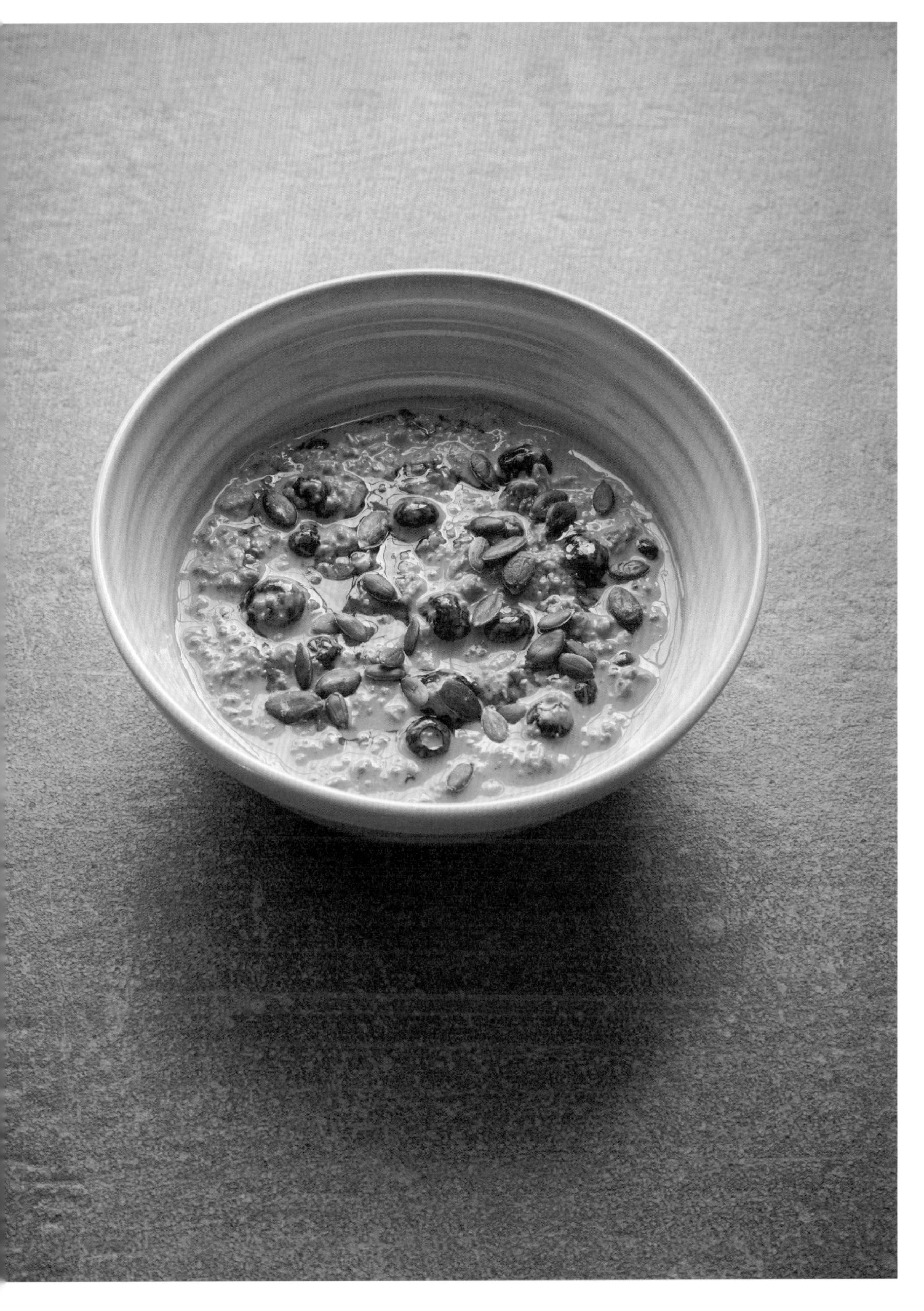

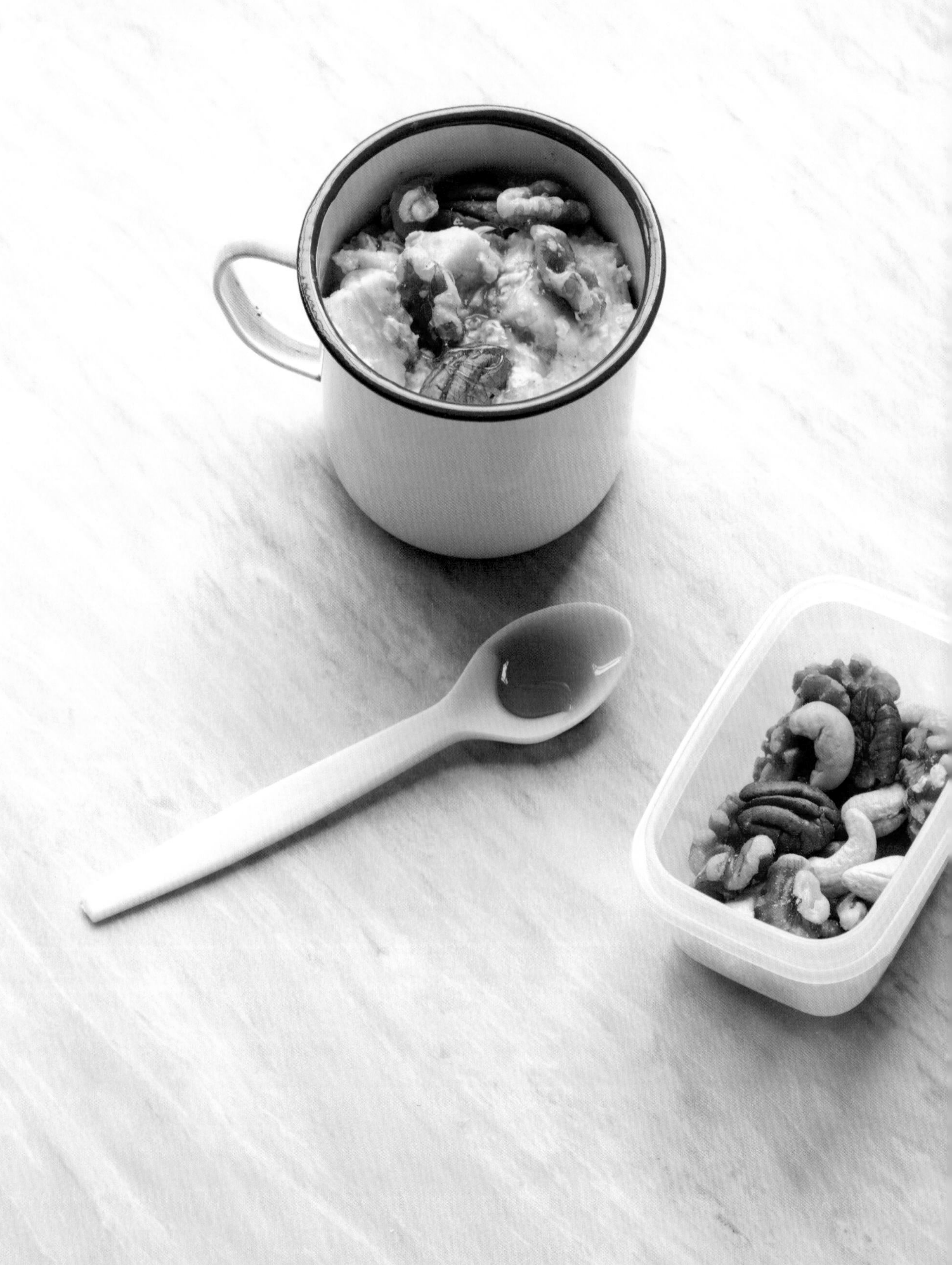

後車廂果麥粥（花生醬、豆漿、蜂蜜和燕麥）

出門在外時可輕鬆準備這道早餐

這份食譜的食材方便攜帶，且能置於室溫保存，因而得名。若很早就從旅館出門，又沒有任何烹調設備，就能直接在汽車後頭完成。

1人份

60克 無麩質燕麥（若沒有磅秤，則裝1個馬克杯）

1湯匙 酥脆堅果醬（花生／杏仁尤佳）

100毫升 豆漿／米漿

1根 香蕉，去皮切片

1湯匙 蜂蜜

1把 綜合堅果，如杏仁、腰果或核桃

1. 超級簡單！可預先在家稱量燕麥，倒入有蓋子的塑料容器，亦或在外頭使用馬克杯估測。
2. 加入堅果醬、豆漿和香蕉片。
3. 靜置10分鐘。
4. 加上堅果與蜂蜜，盡情享受！

每份營養：

646大卡 | 總碳水化合物82克 | 糖31克
脂肪25克 | 蛋白質22克 | 鈉60毫克

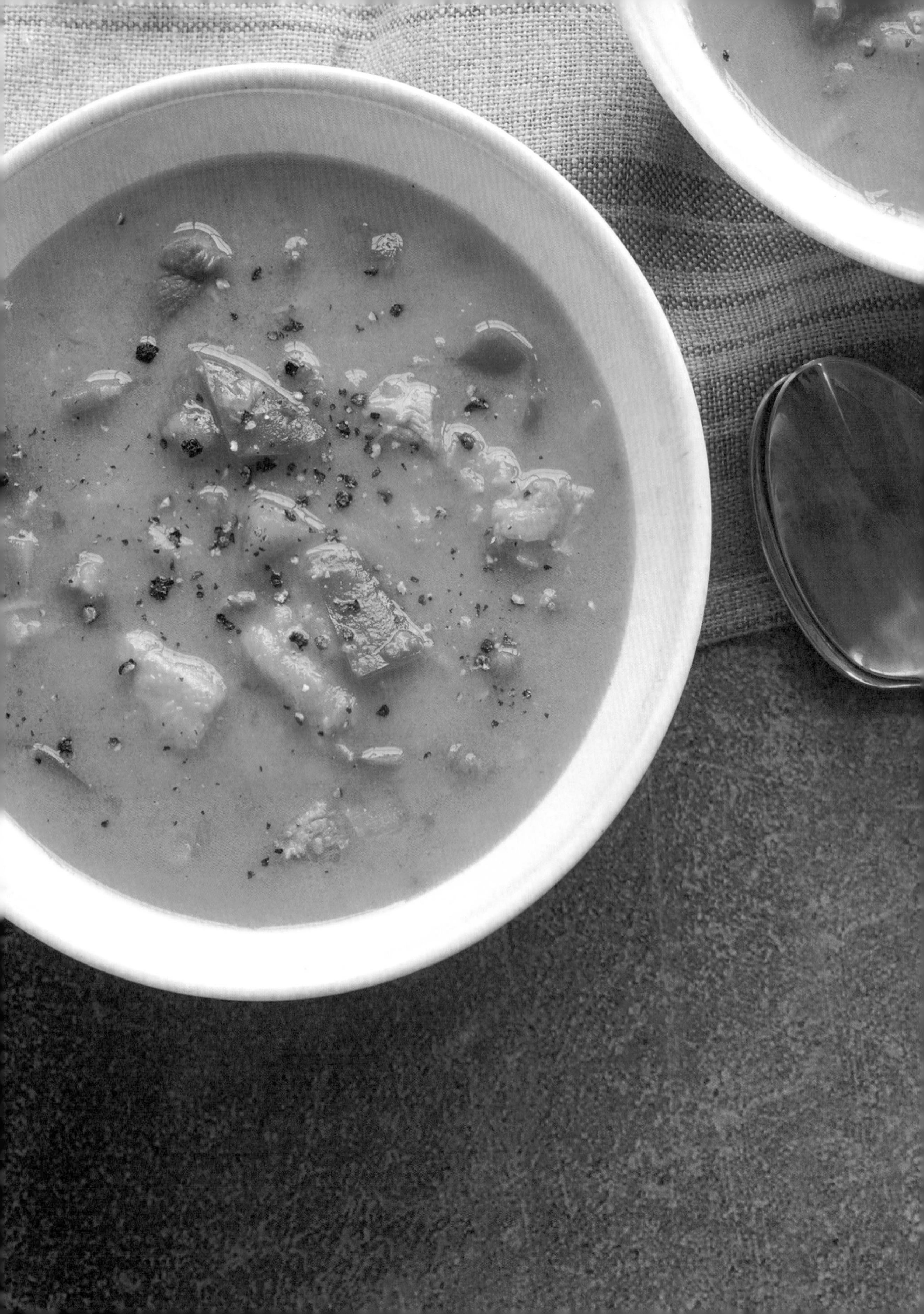

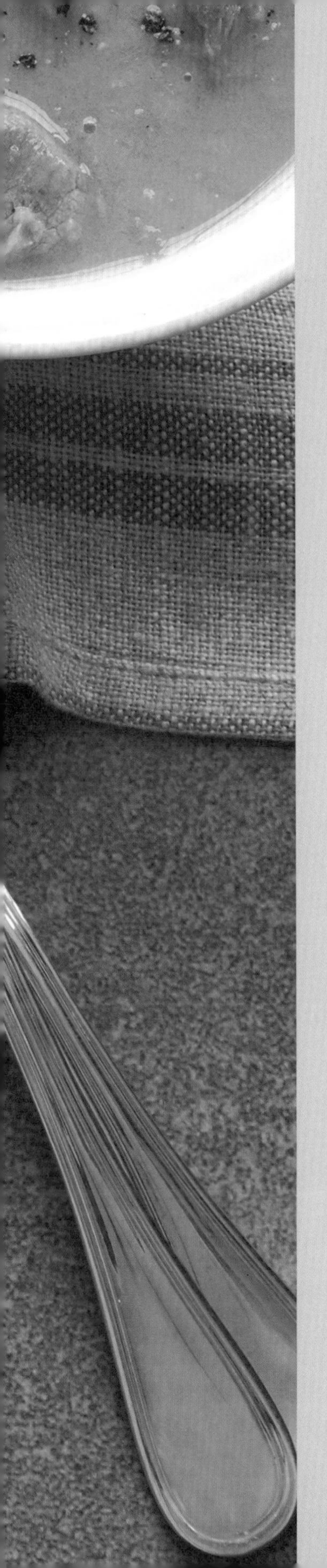

高湯和湯品

湯品可於冬季暖身，且容易準備和消化，全年皆可食用，非常適合自行車騎士。學會煮湯，就能做出各種營養豐富的美味佳餚。

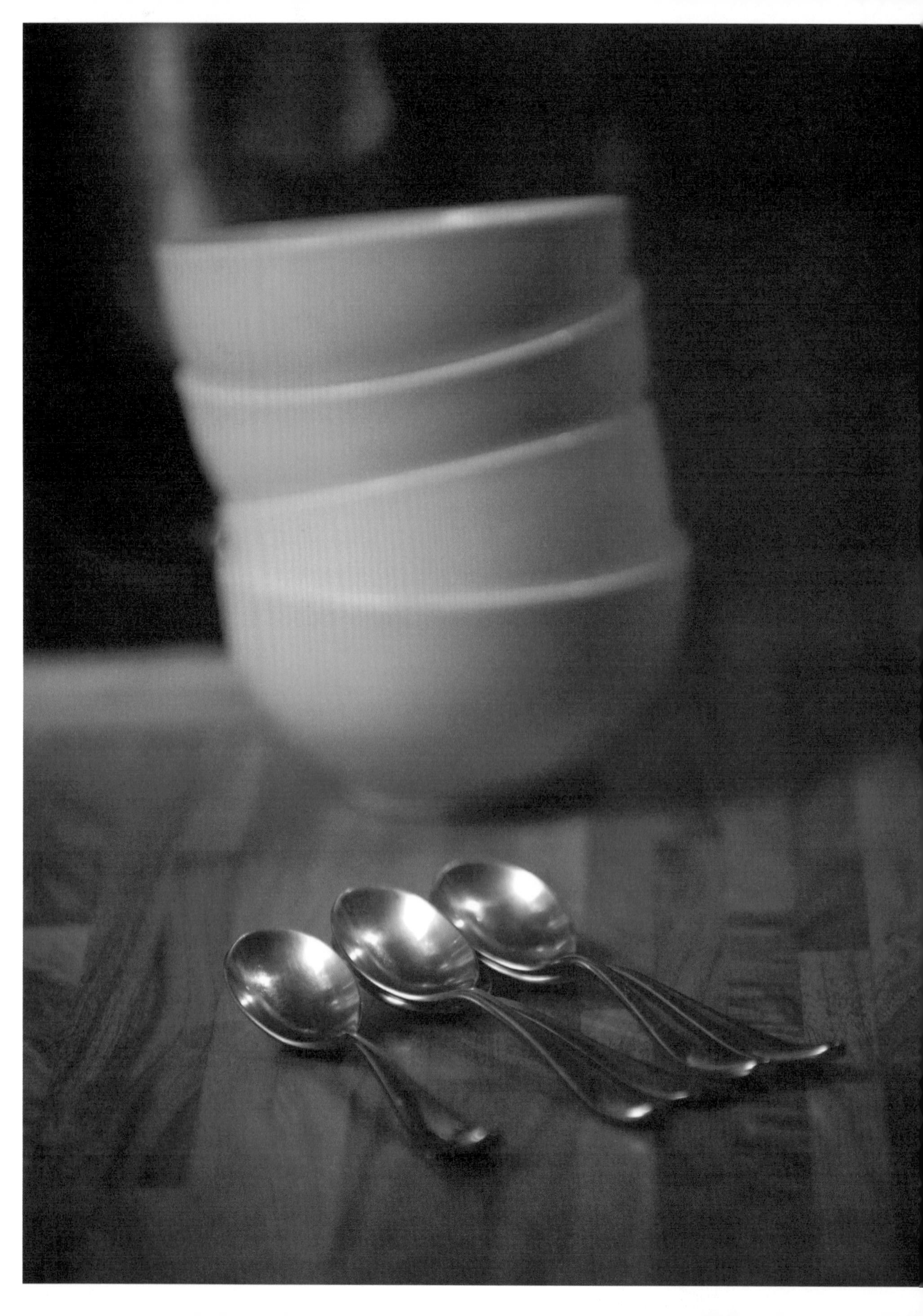

寒冷的冬天騎完自行車，回到家喝碗湯是最棒的事情。湯可以很快加熱，也容易下肚，可當作富含蛋白質的療癒餐點。此外，神奇的高湯可當作午餐或晚餐，從中攝取綠色蔬菜與補充碳水化合物、蛋白質和必需礦物質——特別是搭配全麥麵包食用。可以先預煮好冷凍，需要時便可吃上一頓替自行車騎士精心調配的餐點。

學會煮好湯是很棒的技能。好喝的湯很容易煮，非常棒的湯也不是那麼困難。關鍵在於蔬菜「焦糖化」或「翻炒」的步驟，對於提味至關重要。為什麼呢？讓我簡單來解釋。你認為烤馬鈴薯和煮馬鈴薯，哪個更好吃？同樣的邏輯套用至蔬菜：烤的和水煮，哪個更好吃？

花一點時間讓蔬菜上色，湯的味道會好很多。只要瞭解如何使蔬菜更美味，並適量添加穀物或豆類，再搭配好的高湯，你將搖身一變成為煮湯大師！

同時，買個像樣的湯鍋，將令你事半功倍。25公分x12公分是最恰當與通用的尺寸，不沾鍋尤佳，但底部不要是金屬。亦可改用堅固耐用的鑄鐵鍋。

生命苦短，別花時間自製高湯——應該多出門騎自行車或清除腿毛！使用優質高湯塊或到商店購買高湯。幾乎任何豆類都可以入湯，適切調整烹調時間即可。若要使用米，我個人偏好糙米，因為與湯的口感很搭，重新加熱還是很好吃。

好喝的湯很容易煮，非常棒的湯也不是那麼困難。關鍵在於蔬菜「焦糖化」或「翻炒」的步驟，對於提味至關重要。

焦糖化（caramelisation）
食物因為加熱而呈現焦褐狀態（嚴格來說，是含糖但不含蛋白質的食物），呈現獨特而香甜的風味，並且會越來越苦。

祖母雞湯

適合輕量訓練或當作快速簡便的午餐，只要搭配優質麵包，便能馬上提供更多的「碳水化合物」

小時候我常喝這種湯，將普通食材放入鍋內燉煮，不用30分鐘便能完成。無論要重新加熱或冷凍都很適合。不用說，我的祖母不用青醬這種「花俏」的食材！不過，可以用新鮮香草代替青醬。

6-8人份

2湯匙 橄欖油
1顆 白洋蔥，去皮切丁
2大根 胡蘿蔔，修整後切丁
1個 防風草（parsnip，又譯歐洲蘿蔔），修整後切丁
1顆 中型蕪菁甘藍（swede），修整後去皮切丁
1根 韭蔥（leek），修整後切丁
500克 雞胸肉，去皮切丁
100克 糙米
2公升 雞湯（優質高湯塊／市售高湯）
海鹽和現磨黑胡椒粒
80克 冷凍豌豆，解凍
2湯匙 新鮮青醬／1把 新鮮切碎香芹（parsley）

1. 預熱大型湯鍋，加熱橄欖油。倒入蔬菜丁，以中火炒4-5分鐘，至蔬菜呈淡褐色（更美味的關鍵）。
2. 接著加入雞丁肉，不停翻炒4分鐘。
3. 拌入糙米和雞湯，煮至沸騰，以文火煨煮30-40分鐘，至糙米變軟。
4. 調味，最後再倒入豌豆、新鮮青醬或碎香芹，保持湯的鮮度。分裝至碗中，立即享用。
5. 若要冷凍，不要加入青醬和新鮮香草。待湯完全冷卻，分成每份500克冷凍，以便日後取用。冷凍後，於14天內食用尤佳。食用前，放入冷藏退冰24小時，並加熱完全，最後放上新鮮青醬與香草保持鮮度。

每份營養：

196大卡 ｜ 總碳水化合物16克 ｜ 糖3克
脂肪7克 ｜ 蛋白質16克 ｜ 鈉135 毫克

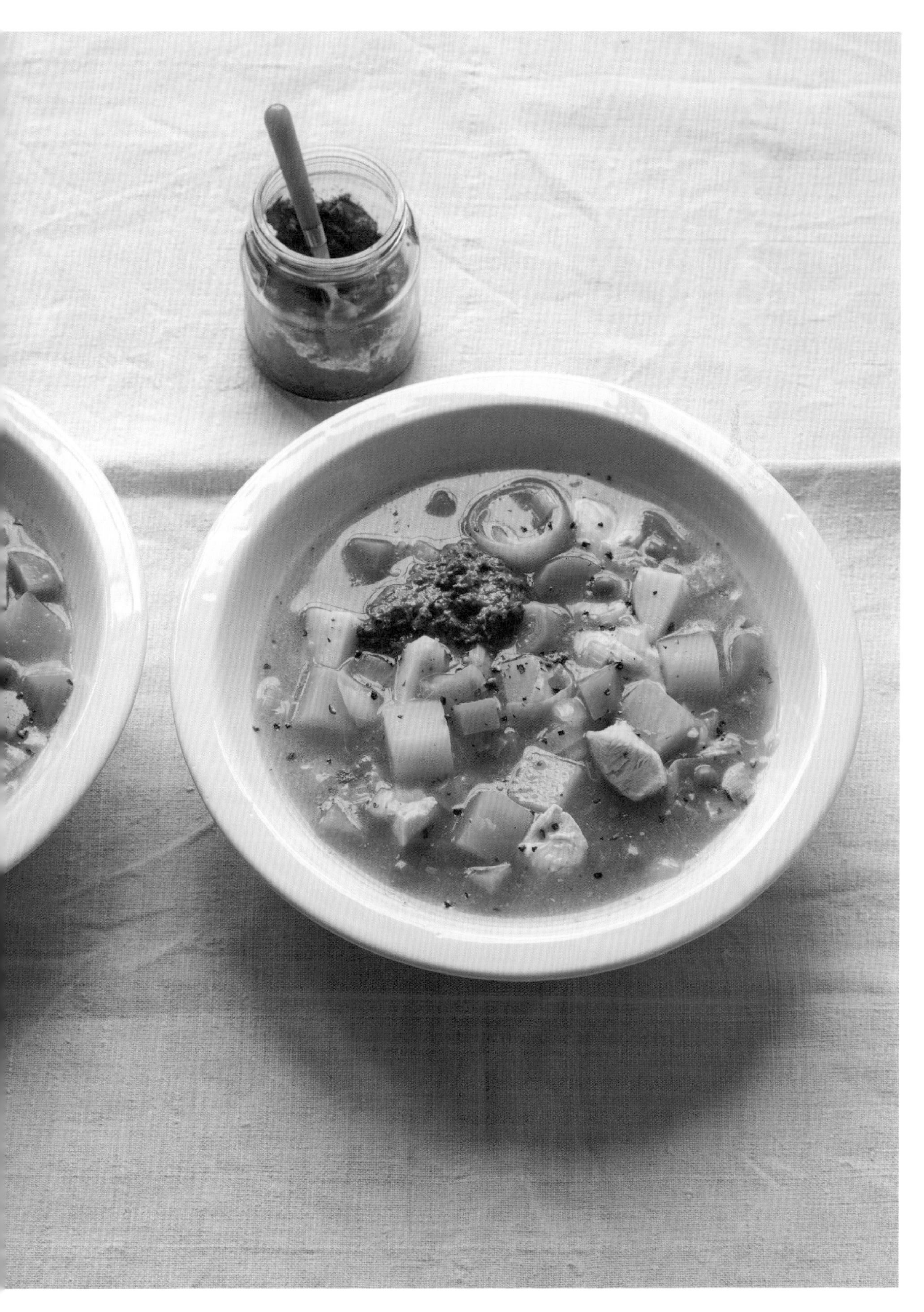

煙燻紅椒西班牙香腸藜麥湯

適合騎完自行車後充電的絕佳湯品！

食材豐富、味道濃郁與新奇的口感，最適合騎車後享用。提前一天做好，味道會更棒。

6-8人份

150克 西班牙香腸（辣味／煙燻），切丁
1顆 洋蔥，去皮切丁
2顆 紅椒，去籽切丁
2根 中等胡蘿蔔，修整後切丁
1顆 青椒，去籽切丁
1湯匙 大蒜，切碎
1湯匙 煙燻紅椒粉（smoked paprika）
1茶匙 紅辣椒，去籽切丁
150克 雞胸肉，去皮切丁
100克 藜麥
2公升 雞湯（優質高湯塊／市售高湯）
海鹽和現磨黑胡椒粒
1小束 新鮮羅勒，切碎

1. 用中火預熱大湯鍋。加入西班牙香腸、蔬菜丁和大蒜，拌炒4-5分鐘。香腸的脂肪會釋出，所以不必加橄欖油，就可以炒蔬菜。
2. 接著加入煙燻紅椒粉、紅辣椒和雞肉丁。再煮3分鐘，隨即加入藜麥和雞湯。用中小火煨煮20-30分鐘，偶爾攪拌，避免藜麥黏在鍋底。
3. 調味，最後再拌入羅勒。分裝至碗中，立即享用。

每份營養：

185大卡 ｜ 總碳水化合物14克 ｜ 糖3克
脂肪9克 ｜ 蛋白質11克 ｜ 鈉750毫克

越式生薑香菜雞高湯

這種湯風味十足，帶有濃郁的薑味

這種芳香醇美的高湯是引據經典的越南河粉。幾年前我到越南旅遊，發現無論走到哪裡，都以河粉當作主食。可以事先煮好這種健康清淡的高湯，在休息日或不想攝取過多熱量的時候食用。

4人份

1.5公升 雞湯（優質高湯塊／市售高湯）
100克 新鮮生薑，去皮略切
1小根 紅辣椒，去籽
3根 新鮮香茅（lemongrass），略切
500克 雞腿，去皮切丁
3顆 甜椒（紅、黃、綠各一），去籽切片
2顆 紫洋蔥，去皮切片
2顆 小白菜，修整後略切
75克 新鮮豆芽
50克 青蔥，修整後切蔥花
1束 新鮮香菜，切碎
1湯匙 新鮮生薑，磨碎
2湯匙 泰式魚露（fish sauce）
1湯匙 淡醬油
萊姆汁和果皮

每份營養：

307大卡 ｜ 總碳水化合物19克 ｜ 糖7克
脂肪13克 ｜ 蛋白質27克 ｜ 鈉501毫克

1. 作法略有不同……將雞湯倒入大湯鍋煮沸，加入生薑塊、紅辣椒和香茅提味。煨煮15分鐘，然後靜置1小時冷卻。
2. 用篩網過濾雞湯後再次倒回鍋內。加入雞肉丁，用小火煮15分鐘。拌入甜椒和紫洋蔥片，再煮5分鐘。
3. 離火，將小白菜和豆芽等較嫩的蔬菜拌入高湯，靜置3-4分鐘。
4. 最後加入蔥花、香菜和薑末，以魚露、醬油和萊姆汁調味。可以嚐嚐看，應該不必再添加其他調味料。若覺得味道太淡，加一點鹽和胡椒。分裝至碗中，立即享用。

變化方式

可以在放入甜椒時添加一些煮熟河粉，使湯更有飽足感。亦可用魚類或蝦蟹貝類代替雞肉，於放入甜椒與洋蔥時一同加入，並調整對應烹調時間即可。

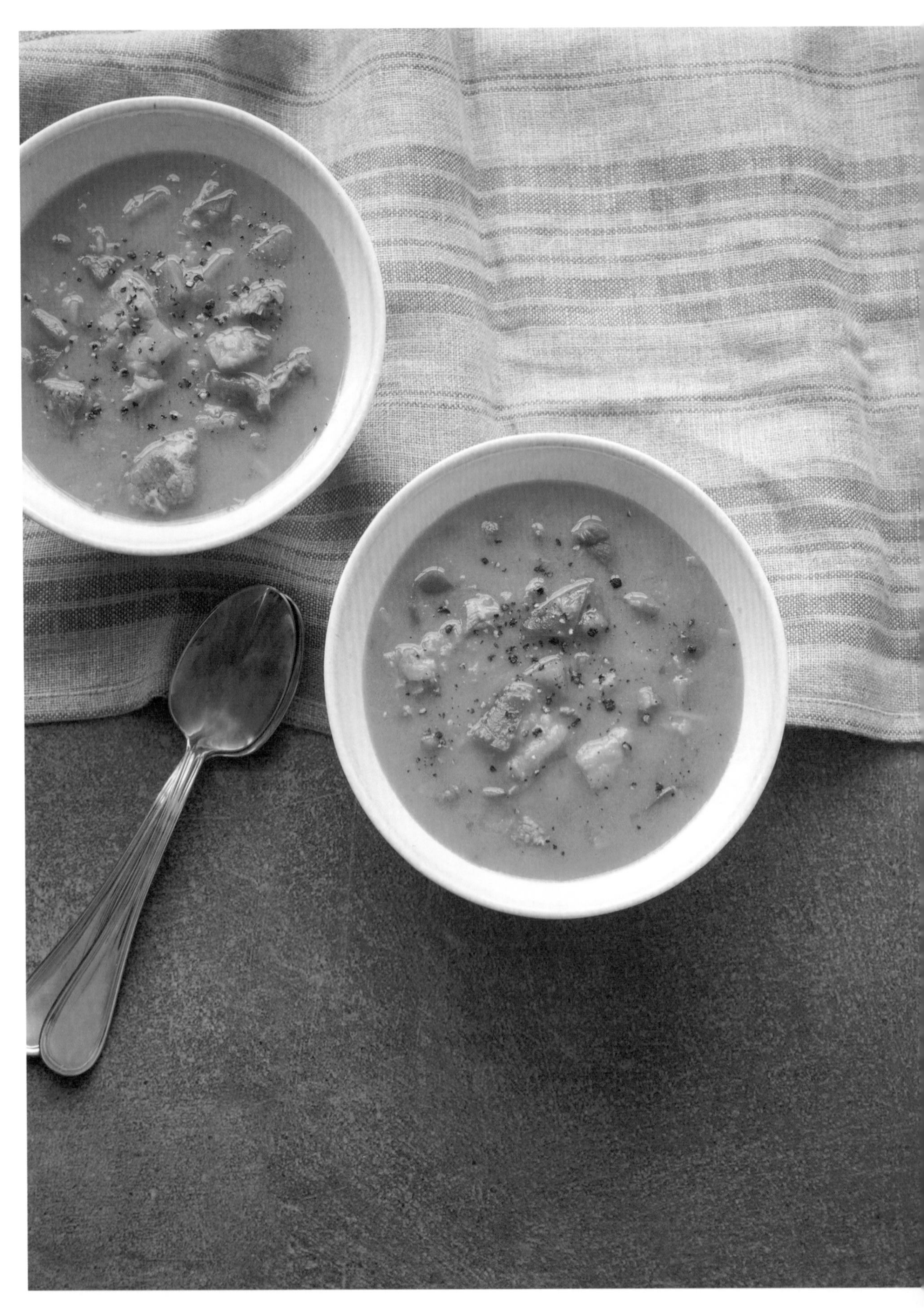

烤羊肉紅扁豆湯佐哈里薩辣醬

一道相當豐盛的湯，適合當作長時間騎車後的午餐。將食材全部放入慢燉鍋（slow cooker），騎3小時自行車後即可享用。就這麼簡單！

這款可當作正餐的湯品是專為慢燉鍋而設計，煮的時間越長越好。若沒有慢燉鍋，可使用大湯鍋熬煮，並且不時攪拌，否則扁豆會黏在鍋底。使用鍋子時，要多加500毫升的水，因為湯汁會濃縮。製作純素食的湯，只要將羊肉換成500克胡桃南瓜（butternut squash）切丁，並使用蔬菜高湯。

6人份

2湯匙 橄欖油
500克 羊肩肉，切丁
2茶匙 哈里薩辣醬（Harissa paste）
1茶匙 香菜籽，碾碎
1茶匙 紅椒粉
1茶匙 乾燥薑黃
1大顆 洋蔥，去皮切丁
2根 胡蘿蔔，修整後切丁
2個 紅椒，去籽切丁
1顆 甘薯，去皮切丁
100克 紅扁豆
1.5公升 雞肉／蔬菜高湯（優質高湯塊／市售高湯）
400毫升 椰漿
海鹽和現磨黑胡椒粒

1. 羊肉和所有蔬菜最好先炒過，再放入慢燉鍋，味道會更棒。預熱大湯鍋，加入橄欖油，將羊肉以大火炒5-7分鐘。拌入哈里薩辣醬、香菜籽、紅椒粉和薑黃，再煮2分鐘，然後倒入慢燉鍋。同時，打開慢燉鍋的電源，需要幾分鐘才會變熱。
2. 保留鍋子將蔬菜炒上色：放入洋蔥、胡蘿蔔、紅椒和甘薯，以中火炒4-5分鐘。拌入紅扁豆，再將食材全部倒入慢燉鍋。
3. 保留鍋子，將高湯加熱後拌入椰漿。倒入預熱的慢燉鍋，蓋上鍋蓋，低火煮3小時／中火煮1.5小時。待扁豆與羊肉煮軟時進行調味，分裝至碗中，立即享用。

每份營養：

322大卡 | 總碳水化合物17克 | 糖5克 | 脂肪20克
蛋白質18克 | 鈉215毫克

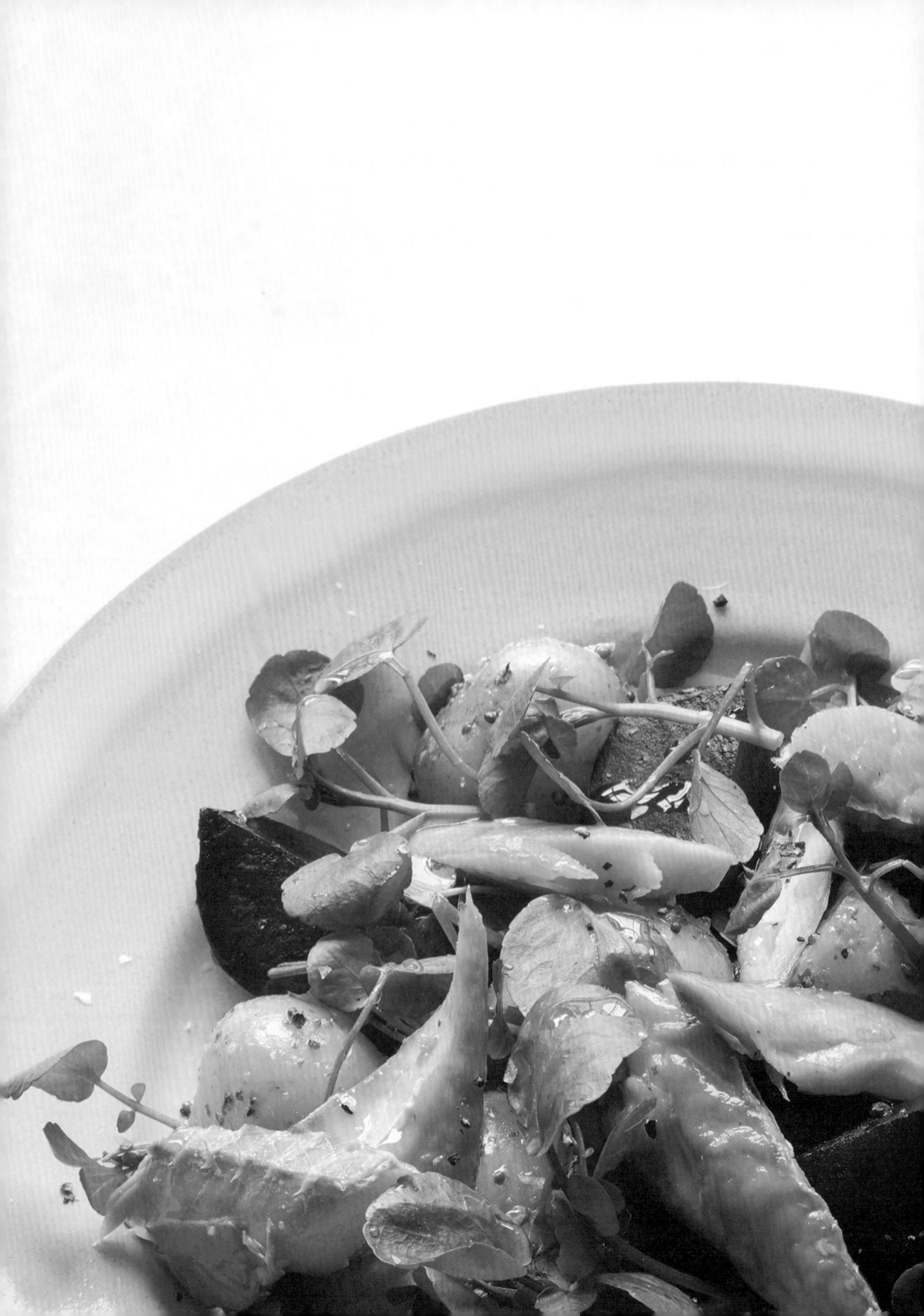

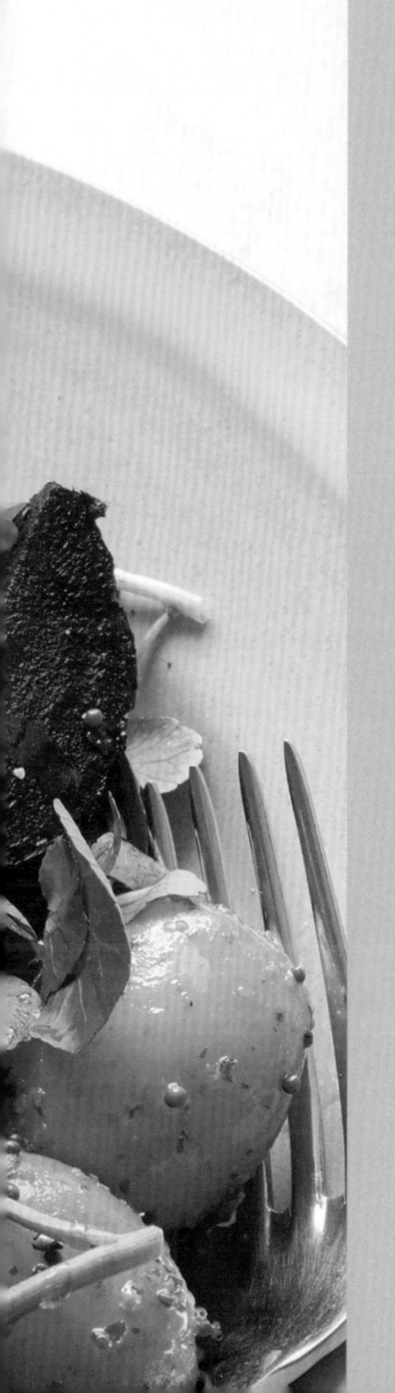

主餐

自行車騎士追求的餐點包含些什麼？碳水化合物、蛋白質和維生素？這是當然的。但車手跟普通人一樣，也希望菜色佳口味好。本章節的主餐不僅提供你所需的營養，口味也千變萬化。

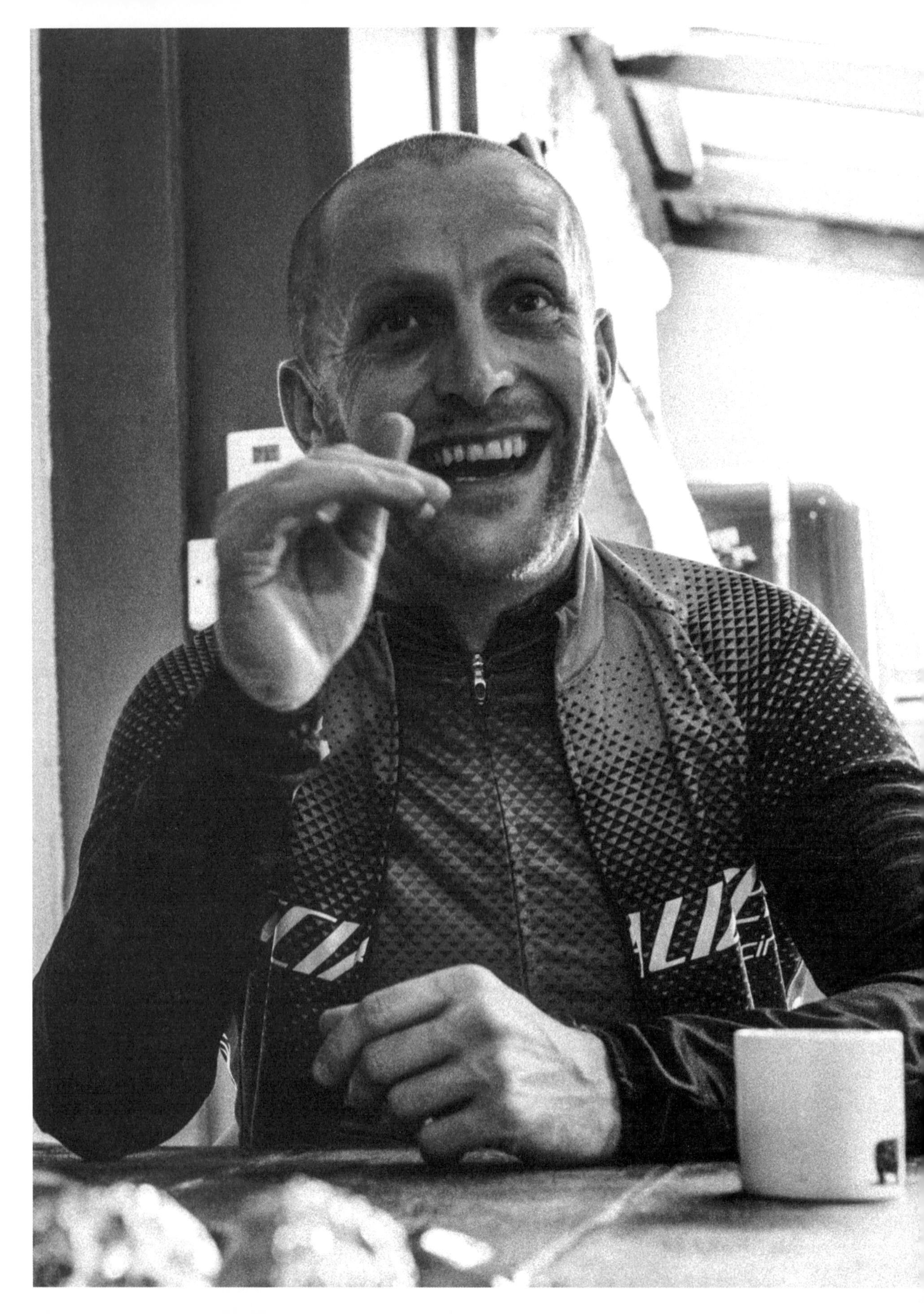

為了最佳表現而吃不表示要吃平淡無味的食物，實際上恰好相反。重複吃著相同的餐點，反而無法保持營養均衡。只要稍微瞭解自身的飲食需求，便會攝取不同口感與風味的食物、增進烹飪技巧，並探索新的食材和食譜。

若想攝取均衡的營養，不必每餐都精心調配碳水化合物、蛋白質和脂肪，只要一週內達到營養均衡即可。還得考慮自己的身體需要什麼：若沒有密集訓練或比賽，不必大量攝取碳水化合物。

我曾與不少頂尖選手共事——甚至是熱愛食物那種，發現他們既沒有精力也不願長時間待在廚房做飯。此處的食譜製備簡便，烹飪時間最多30分鐘，且只需要1-2個鍋子。

我建議多方嘗試。食材可以互換，亦可使用各種形式的蛋白質。用雞肉代替火雞也無妨，反之亦然。紅肉則須考量能買到哪些食材與個人預算。請記得，豆類也是重要的蛋白質來源，不必餐餐都吃肉。

最後，提醒一點，不要盲目跟風。或許真有神奇的飲食法能徹底解決所有問題，但均衡飲食是唯一經過時間考驗的方法。同理，超級食物也並非萬能：它們可能富含各種好處，但鷹嘴豆、雞蛋與燕麥也是一樣。

我曾與不少頂尖選手共事——甚至是熱愛食物那種，發現他們既沒有精力也不願長時間待在廚房做飯。

火雞辣肉醬佐香菜萊姆酪梨醬

火雞是絕佳的瘦肉蛋白質來源，可代替碎牛肉減少食物中的脂肪與熱量。

這道餐點將食材混合馬上就能完成，冷凍後也很好吃，時間不多的情況下，不妨當做備用食物。可以使用現成的「懶人牌」（Very Lazy）辣椒與大蒜，避免忙上忙下準備食材。主要的超市都會販售以辣味番茄醬調配的腰豆與混合豆類，可自由選用。這道低脂且富含蛋白質與纖維的料理，很適合搭配烤甘薯食用。

4-6人份

1湯匙 橄欖油

500克 火雞肉末

1茶匙 辣椒（紅、綠各一根），去籽切碎

1茶匙「懶人牌」切碎大蒜

1大顆 紫洋蔥，去皮切丁

3顆 甜椒，去籽切丁

1罐（395克）墨西哥夾餅混合豆

1罐（395克）腰豆

1罐（198克）甜玉米

500克 李子番茄（plum tomato），切碎

3顆 新鮮番茄，切碎

酪梨醬

2大顆 熟成酪梨，去皮去核

1湯匙 特級初榨橄欖油

1茶匙 綠色辣椒，去籽切碎

1茶匙 萊姆汁

1湯匙 新鮮香菜，切碎

10粒 香菜籽，壓碎

海鹽和現磨黑胡椒

1. 提前做好酪梨醬。將所有食材放入食物調理機，攪拌均勻後倒入碗中。蓋上蓋子，冷藏2-3小時。冷藏過久，食材可能會氧化變成褐色。
2. 預熱大湯鍋。加入橄欖油，將火雞肉末以中火炒4-5分鐘，至呈淺褐色，用木勺將結塊的肉分開。加入辣椒、大蒜、洋蔥和甜椒，再炒3-4分鐘，偶爾攪拌。
3. 接著加入墨西哥夾餅混合豆、腰豆、甜玉米和切碎李子番茄，煨煮約20分鐘。
4. 調味，撒上切碎新鮮番茄，搭配酪梨醬食用。

每份營養：

341大卡 ｜ 總碳水化合物23克 ｜ 糖12克
脂肪15克 ｜ 蛋白質29克 ｜ 鈉268克

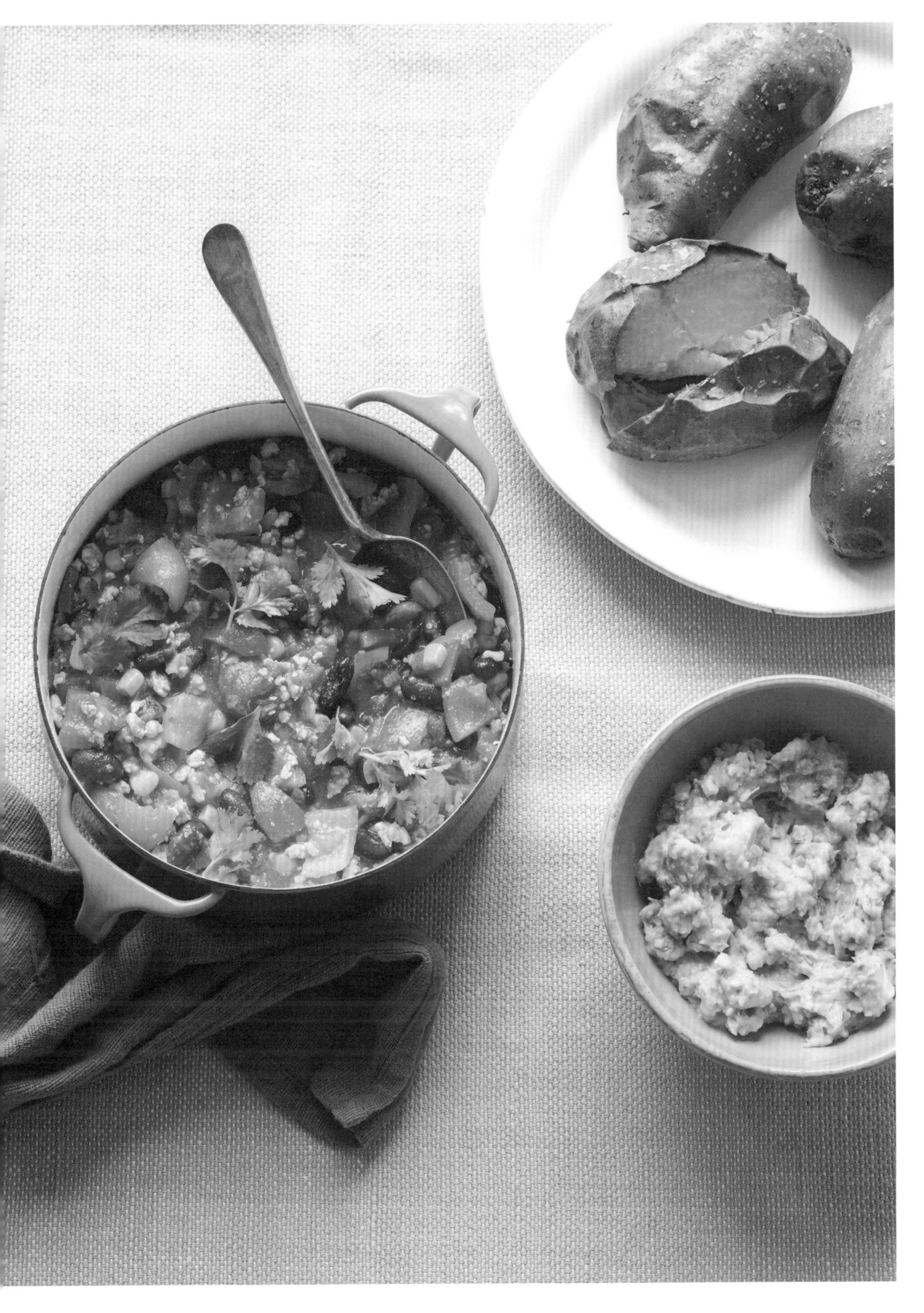

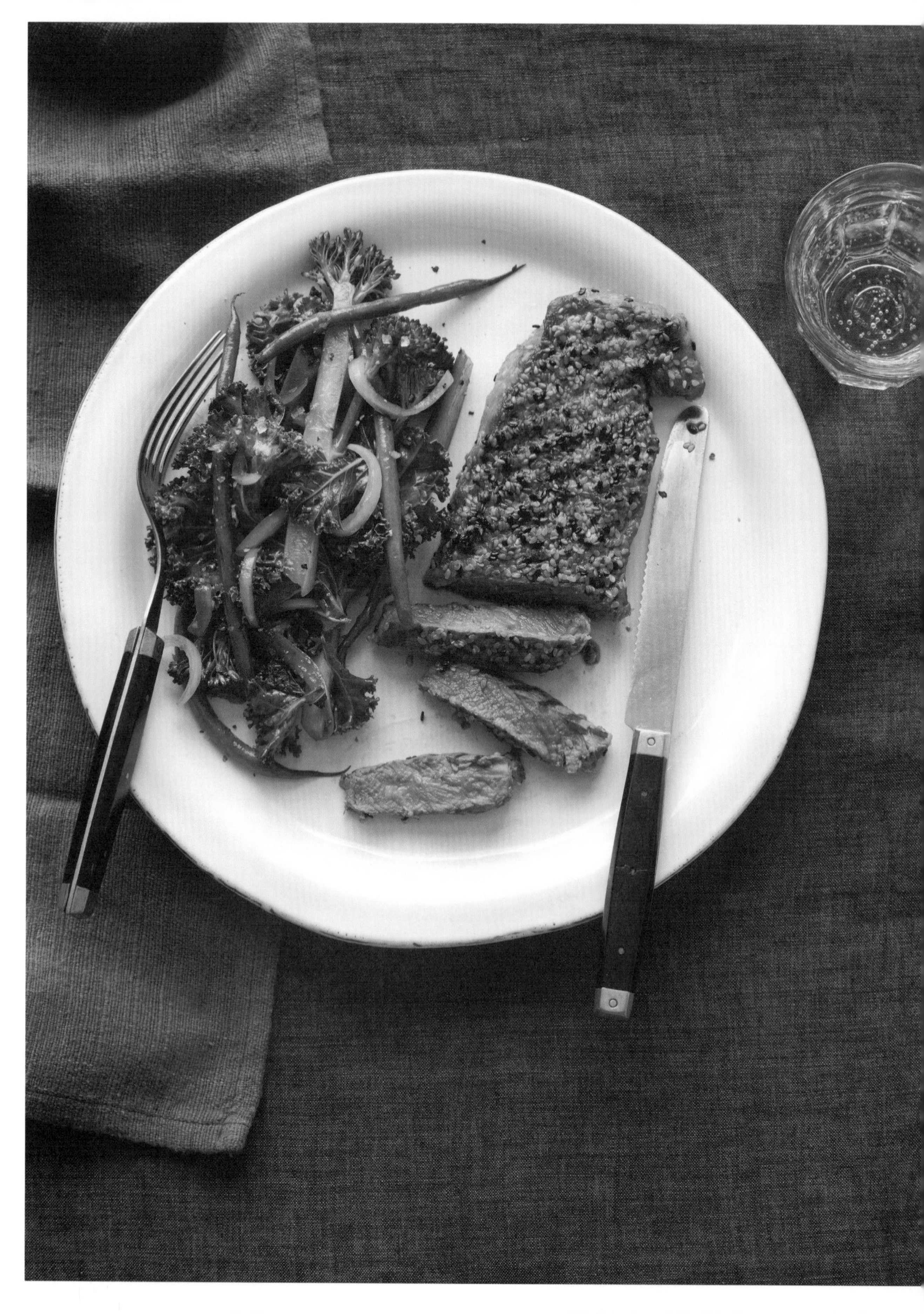

烤芝麻牛排與醬油炒時蔬

牛排是自行車騎士非常重要的食物。若喜歡碳水化合物，這道餐點很適合搭配米飯或河粉

紅肉含有血質鐵（haem iron），較植物來源的非血質鐵更容易吸收。體內必須維持足夠的鐵含量，一旦缺乏就會造成疲勞，進而影響賽事表現。牛排部位（cut）的選擇因人而異——菲力（fillet）非常嫩，但價格昂貴；牛臀肉（rump）扎實美味，煮起來卻很費工；肋眼（Rib-eye）鮮嫩富含風味，可能是「主廚」的最愛，但通常脂肪較多；選擇沙朗（sirloin）尤佳，肉質厚實、味道極佳且易於烹飪。

2人份

1茶匙　黑芝麻
1湯匙　白芝麻
海鹽和現磨黑胡椒
2塊　牛排（每份190–200克）
1茶匙　橄欖油
1湯匙　醬油
1湯匙　椰子油
1顆　白洋蔥，去皮切片
1湯匙　新鮮薑末
1湯匙　大蒜，切碎
精選切碎蔬菜：小白菜、嫩豌豆（mangetout）、菠菜、羽衣甘藍、青豆、青花菜
1茶匙　泰式魚露
1湯匙　照燒醬（Teriyaki sauce）
1茶匙　芝麻油（sesame oil）

1. 預熱煎烤盤和大炒鍋，我們要兩邊同時煮！
2. 於碗中混合黑、白芝麻，加入少量海鹽和現磨黑胡椒粒。將牛排放入盤子，撒上芝麻混合物。
3. 於煎烤盤內加熱橄欖油，將牛排雙面用大火各煎2分鐘。最後1分鐘時，倒入醬油，使牛排煎得油亮。取出牛排，置於預熱餐盤，靜置3-4分鐘。
4. 於炒鍋加熱椰子油，用大火拌炒洋蔥1分鐘。加入新鮮薑末與大蒜，再煮2分鐘。
5. 接著加入綜合蔬菜，繼續以大火炒2分鐘（使蔬菜清脆有嚼勁）。最後加入魚露、照燒醬和芝麻油。將牛排切片，搭配蔬菜食用。

每份營養：

552大卡 ｜ 總碳水化合物25克 ｜ 糖10克
脂肪22克 ｜ 蛋白質75克 ｜ 鈉834毫克

雞肉香腸佐辣豆卡酥來砂鍋與玉米糕

這款豆類砂鍋富含蛋白質與纖維——我為了向經典法式料理致敬，而專門替自行車騎士重新設計。經典風味永不過時！

雞肉香腸讓我有所啟發。大家通常認為香腸屬於熟食早餐，不能當作有益健康的主餐食材。多數超市會販售雞肉香腸，但住家附近若有不錯的肉販，就到那裡去購買。此外，超市也能買到煮熟玉米糕。

2人份

100克 西班牙辣味香腸，切丁
100克 煙燻瘦培根，切碎
1顆 紅椒，去籽切丁
1顆 黃椒，去籽切丁
1顆 白洋蔥，去皮切丁
1茶匙「懶人牌」切碎大蒜
1茶匙 紅辣椒，去籽切丁
1罐（240克）奶油豆（butter beans）
1罐（415克）焗豆
200毫升 雞高湯（優質高湯塊／市售高湯）
海鹽和現磨黑胡椒
12大片 羅勒葉，切絲
6根 雞肉香腸（當地肉販／超市的優質香腸）
1茶匙 橄欖油
250克 煮熟玉米糕
25克 融化奶油

1. 製作卡酥來砂鍋（cassoulet），先將辣味香腸和培根倒入大湯鍋。用中火炒4-5分鐘，至香腸的脂肪釋出、培根開始煮熟。加入甜椒、洋蔥、大蒜和辣椒，再炒4分鐘。
2. 拌入奶油豆、焗豆和雞湯，小火煨煮15分鐘。調味後拌入羅勒。
3. 砂鍋煨煮時，用中火預熱烤架。用軟毛刷將橄欖油刷上香腸。將煮熟玉米糕切成2-3公分片狀，刷上融化奶油。將香腸和玉米糕烤8-10分鐘，翻面2-3次，確保受熱均勻。
4. 將砂鍋搭配香腸和玉米糕食用。

玉米粥／糕（polenta）
可佐以奶油熱食，或冷卻定型後切塊油煎。

每份營養：

990大卡 ｜ 總碳水化合物76克 ｜ 糖15克
脂肪38克 ｜ 蛋白質75克 ｜ 鈉4906毫克

懶惰自行車騎士沙拉

這可能是最隨便的餐點，但從營養學的角度來看，均衡的食材足以提供人體所需的一切營養

大家偶爾會有沒時間做飯，或是家中沒有任何食材的時候。這道餐點的食材在任何小型超市都能取得，全部加在一起，5分鐘內便能完成一道完美的午餐或晚餐。這種餐點時常幫助我解決膳食上的困難！

2份

250克 煮熟藜麥

200克 小黃瓜，切塊

1大顆 熟成酪梨，去皮、去核並切塊

100克 春季蔬菜／生菜，切碎

3湯匙 鷹嘴豆泥（hummus）

150克 煙燻冷鮭魚

2湯匙 南瓜籽

1. 把藜麥、小黃瓜塊、酪梨塊與春季蔬菜／生菜倒入大碗，加入鷹嘴豆泥拌勻。
2. 盛入沙拉碗，佐以煙燻鮭魚和南瓜籽食用。這道沙拉亦可用烤雞肉／鮪魚罐頭取代鮭魚。

每份營養：

626大卡 ｜ 總碳水化合物51克 ｜ 糖5克

脂肪35克 ｜ 蛋白質31克 ｜ 鈉105 毫克

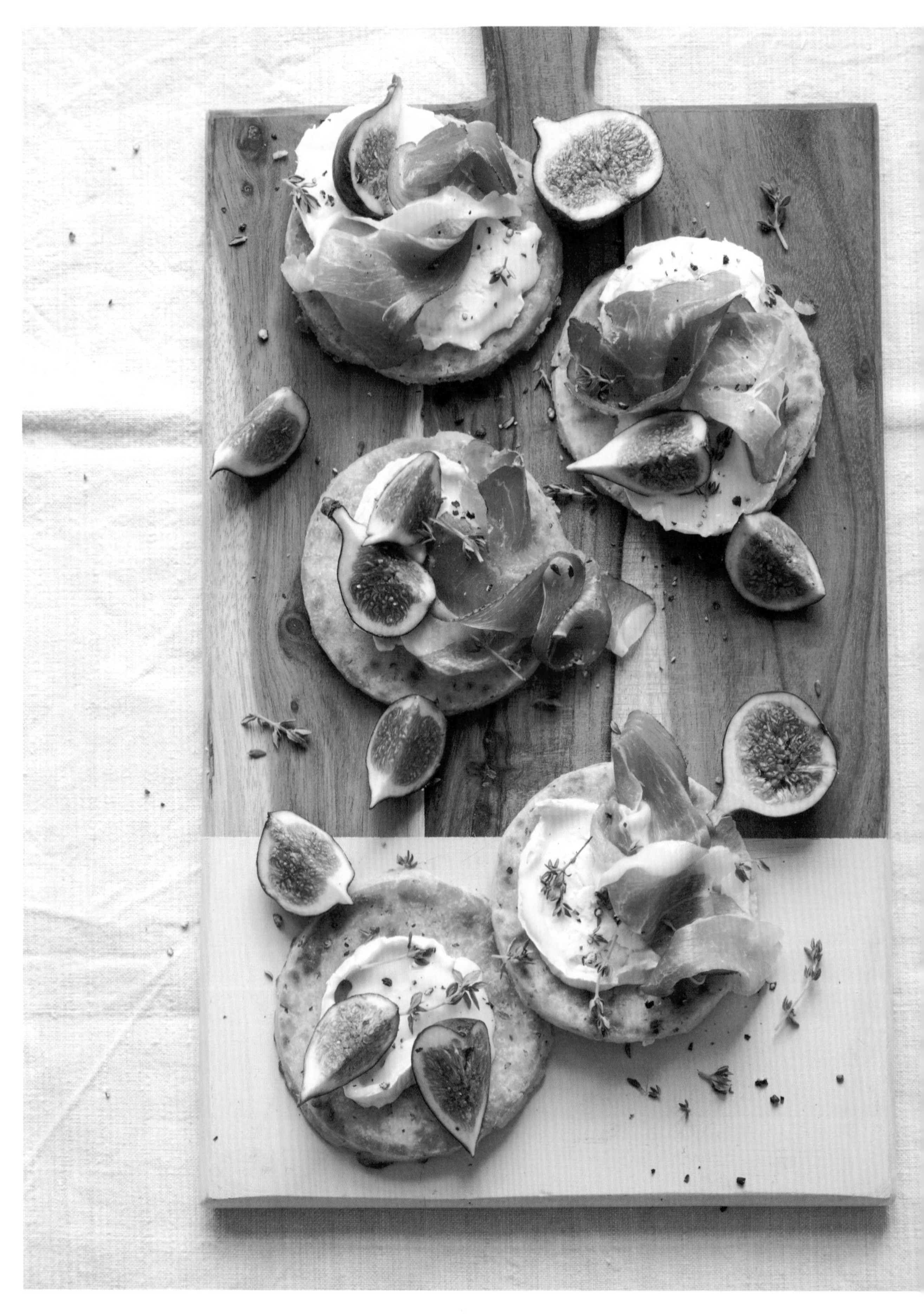

高蛋白質迷你乾薄鬆餅

在訓練、比賽和休息的日子，專業選手會補充蛋白質以恢復體力，使身體處於最佳狀態

這道餐點有些麻煩，但值得一試！乾薄鬆餅（flatbread）非常美味，富含蛋白質與碳水化合物，且口感極佳。可以事先做好，食用前放入烤箱加熱即可。在我經常吃的食物中，我最喜歡這道餐點。可搭配大份沙拉與鹽漬番茄，配料則自由發揮，挑選任何喜愛的食材。

9個（約2-3人份，視食量大小而定）

3湯匙 特級初榨橄欖油

185克 全脂希臘優格

8根 新鮮迷迭香，切細碎

1小撮 海鹽

300克 無麩質自發麵粉（另備塑形用）

1湯匙 烹調用橄欖油

1大份 沙拉與鹽漬番茄（淋上橄欖油和調味料），室溫食用尤佳

簡單的配料建議

- 青醬、去皮烤雞肉、芝麻菜（rocket）、帕馬森起司片與松子
- 義大利帕爾瑪火腿（Parma ham）、羊奶乳酪（goat's cheese）與焦糖化紫洋蔥
- 培根、起司（莫札瑞拉起司／濃切達起司，視個人喜好而定）與番茄片
- 炒紅椒、西班牙香腸與曼徹格起司（Manchego）

1. 將烤箱預熱至190°C／瓦斯5。
2. 於碗中混合特級初榨橄欖油、希臘優格、迷迭香和海鹽。緩慢加入麵粉，揉成均勻的麵團。
3. 將檯面撒上麵粉，用手將麵團整成香腸狀，均分切成9份。每一份壓成約厚度5公釐圓餅狀（徒手或用壓模〔pastry cutter〕協助）。
4. 用平底鍋／煎鍋加熱少許橄欖油。將鬆餅每面各煎2分鐘，至呈淺褐色（一次可煎數片）。將鬆餅放入不沾黏烤盤，加上自選配料。烘烤8-10分鐘，佐以沙拉與鹽漬番茄食用。

每份營養：

603大卡 | 總碳水化合物83克 | 糖1克
脂肪27克 | 蛋白質7克 | 鈉481毫克

煙花女義大利麵pasta puttanesca

若想在午餐時間補充體力，就多吃碳水化合物與優質蛋白質，這道義大利麵是個理想選擇

你總是有時間和胃口吃上一盤美味的義大利麵！這道餐點的食材都是食物櫃裡儲藏的，做法簡單，10分鐘內即可完成，我認為是最棒的。

2份

200克 義大利麵

2湯匙 橄欖油

3瓣 大蒜，去皮切碎

1小根 紅辣椒，去籽切碎

75克 鹽漬鯷魚（anchovy），切碎

500克 蕃茄泥（passata）

200克 優質去核黑橄欖／鑲有鯷魚的綠橄欖

3湯匙 酸豆，切碎

1小束 新鮮羅勒

50克 帕馬森起司粉

1. 將一大鍋鹽水煮沸，放入義大利麵！參照包裝指示時間，以小火慢煮。請記得，乾燥義大利麵較新鮮義大利麵煮得久，要先算好煮麵與製作調味料的時間。
2. 於炒鍋加熱橄欖油，用小火炒大蒜、辣椒和鯷魚2-3分鐘。拌入蕃茄泥、橄欖和酸豆，用文火燉煮至義大利麵煮熟。
3. 用篩網瀝乾義大利麵，放入醬汁內攪拌，盛入餐盤／碗，撒上撕碎的新鮮羅勒與帕馬森起司粉。

每份營養：

879大卡 ｜ 總碳水化合物93克 ｜ 糖8克 ｜ 脂肪41克
蛋白質35克 ｜ 鈉3173毫克

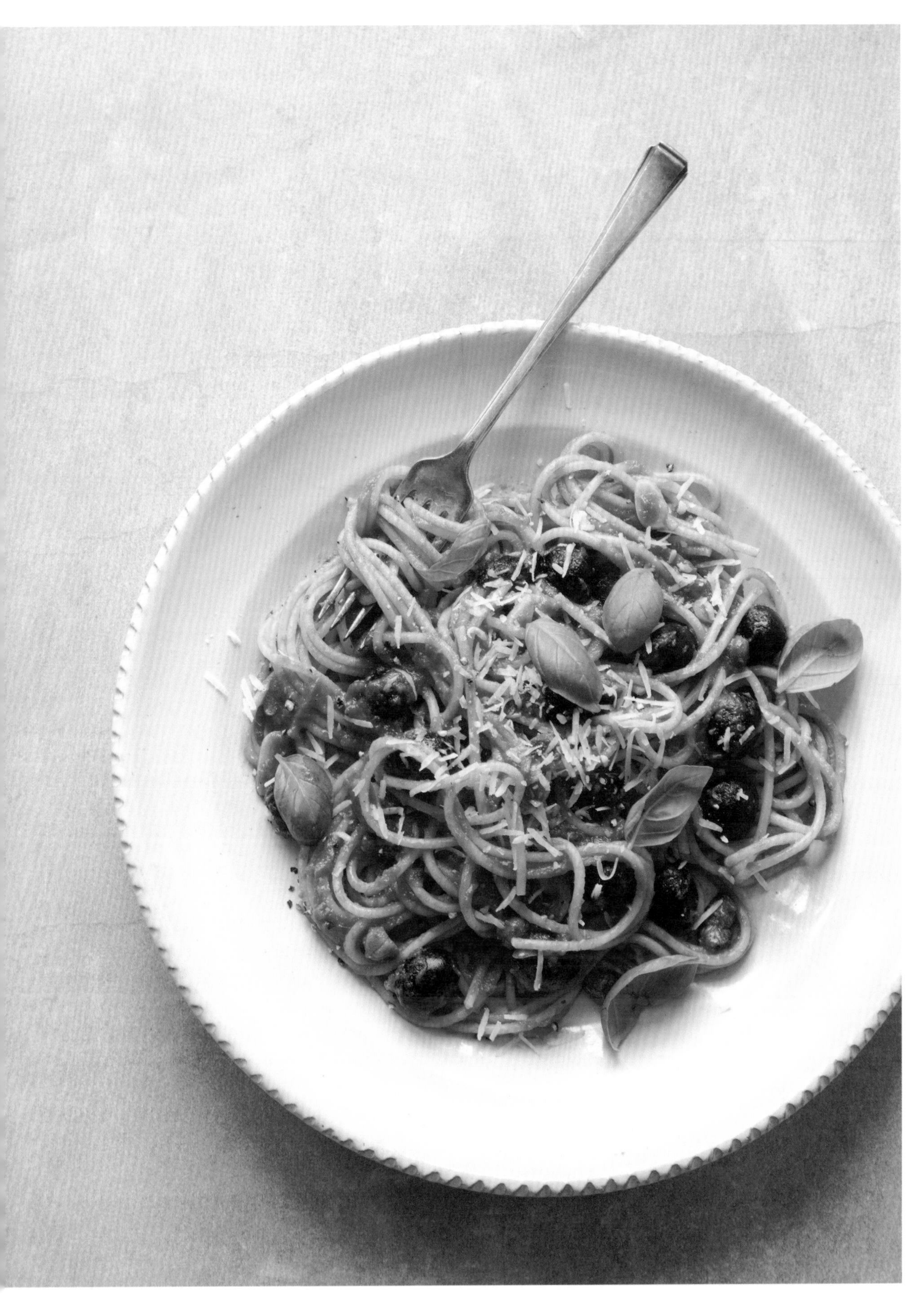

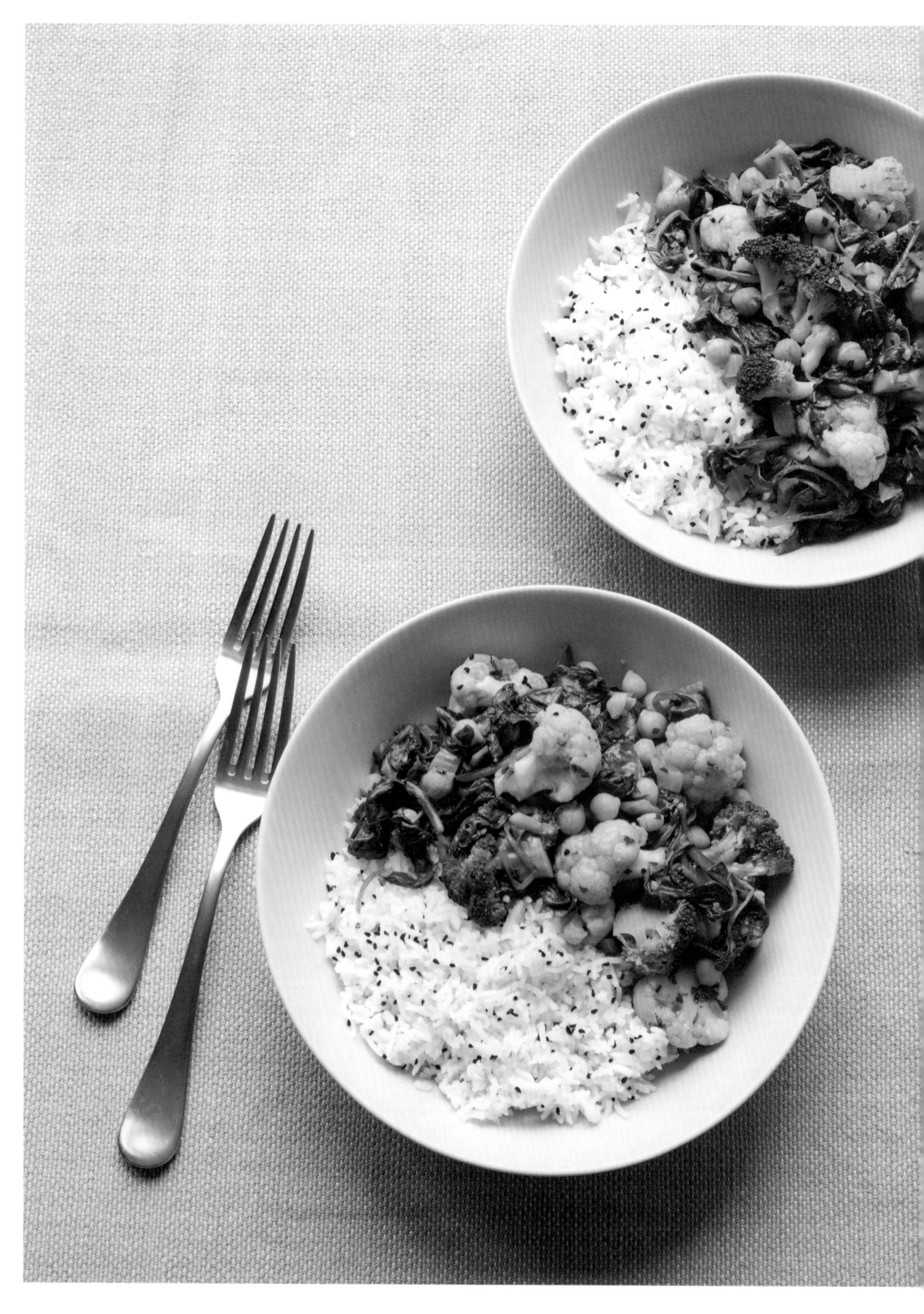

印度提卡風味雙色花菜鷹嘴豆咖哩

低脂肪、風味佳又平價的純素食咖哩……真是太棒了！

這道菜的風味取決於你選用的咖哩粉品質，因此要挑選好的種類。此外，做這道菜動作要快——若煮太慢和過久，蔬菜會變成糊狀，簡直慘不忍睹！喜歡吃肉的朋友，可以添加雞胸肉丁與洋蔥。

2-3份

1茶匙 椰子油
1顆 洋蔥，去皮切碎
2湯匙 印度提卡咖哩粉（tikka curry powder）
1茶匙 現磨薑黃（新鮮尤佳，亦可用乾燥薑黃替代）
300克 花椰菜，切塊
200克 青花菜，切塊
1罐（瀝乾，淨重215克） 煮熟鷹嘴豆／奶油豆
300毫升 蔬菜高湯（優質高湯塊／市售高湯）
1大袋（500克） 嫩菠菜葉
1束 新鮮香菜
1湯匙 黑洋蔥籽
海鹽和現磨黑胡椒粒

1. 於大型深炒鍋加熱椰子油。放入洋蔥，以中火炒2-3分鐘，至略呈褐色。
2. 拌入咖哩粉和薑黃，再煮2分鐘。
3. 接著加入花椰菜與青花菜，以中火煮2-3分鐘。
4. 加入瀝乾的鷹嘴豆／奶油豆，拌入蔬菜高湯，以中大火煮15分鐘。待湯汁減少，拌入嫩菠菜葉、新鮮香菜和黑洋蔥籽。調味後即可享用！

每份營養：

225大卡 ｜ 總碳水化合物31克 ｜ 糖6克 ｜ 脂肪5克
蛋白質14克 ｜ 鈉239毫克

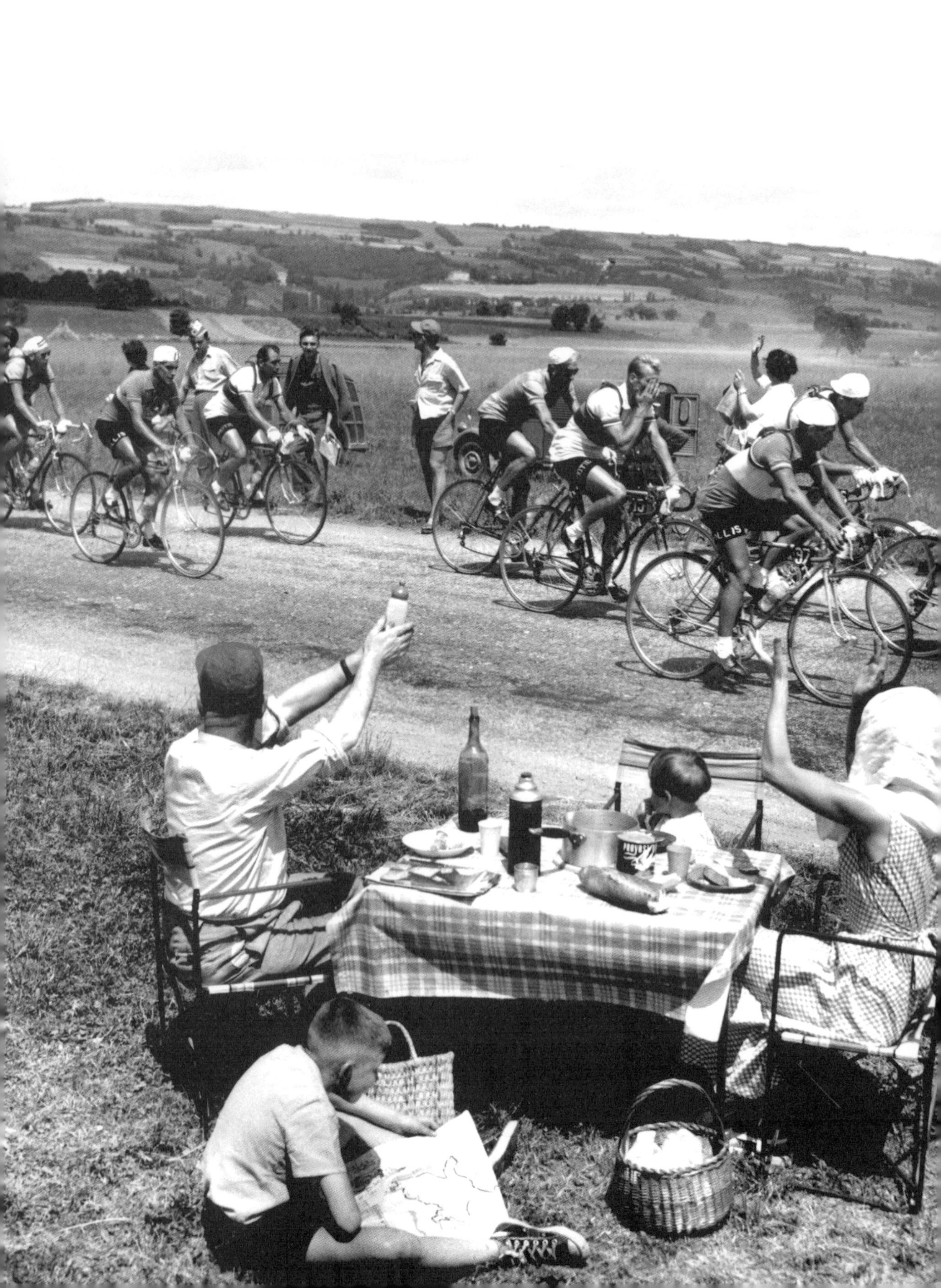

騎行時的食物補給

你可以嚴格遵守飲食計畫，攝取均衡的營養並按時用餐。然而，一旦開始騎車，就得改變規則。

當艱苦騎車一個多小時後需要補充體力，仰賴的是縝密的準備與考量。你會遇到的難題是：體內儲存的肝糖（人體能量來源）最多只能供給高速騎車90分鐘。若此時仍繼續騎車，很快便會喪失體力，或是如同車手所說的「受到撞擊」（bonk）或「撞牆」（hit the wall）。因此必須隨時補充體力，然而，在全力騎車、保持對周遭事物的高度警覺，或者缺乏食慾時，要保持進食可能較為困難。

1954年環法自行車賽期間，一個法國家庭在路邊搭起餐桌，享用美食與欣賞風景。但車手在比賽時無法這般悠閒，得設法吃點東西。

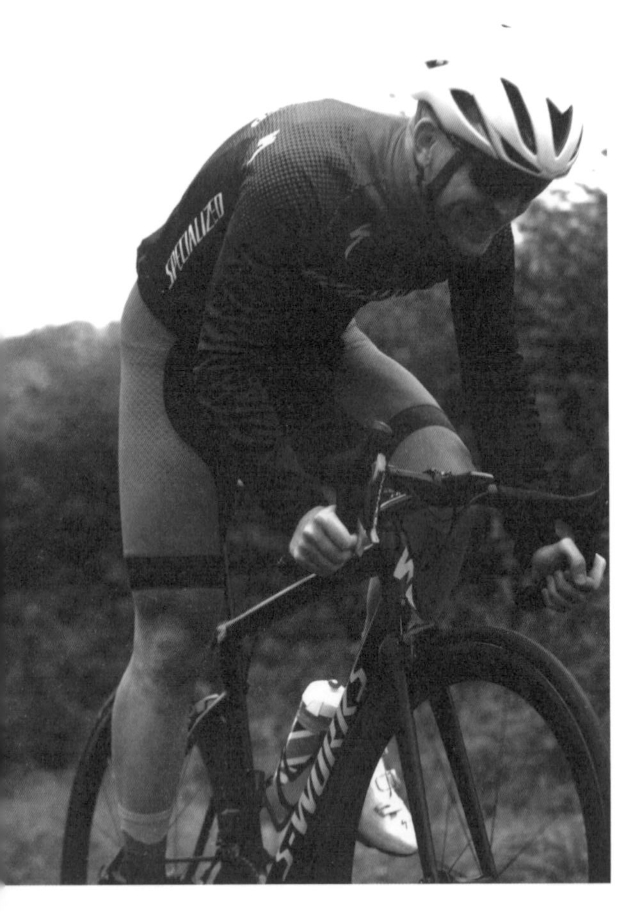

全力騎車或缺乏食慾時，可能很難定時補充體力與補水。

夏南瓜（zucchini/courgette）屬於美洲南瓜的一種，亦稱西葫蘆。有些食譜譯為「櫛瓜」，但櫛瓜為不同屬的植物，又稱毛冬瓜。

騎車訓練不僅對於強身健體至關重要，也是調節消化系統的關鍵。訓練時適當進食，不僅可以評估自己需要攝取多少食物，還能訓練腸胃在騎車時能隨時消化，並加快吸收營養與釋放至血液的速度。根據經驗而定，自行車騎士每公斤體重於每小時約要攝取1克碳水化合物，此外還得考量隨行的食物重量與功效：是否便於攜帶、放入口袋是否會裂開、需要補充體力時是否願意吃。

長途騎車時，自己與消化系統會對能量棒與果膠感到厭倦。車手將此稱為「口感疲勞」（flavour fatigue）——甜食與無味果膠的攝取量已達到身體消化的極限。理想的囊包（裝著食物的後口袋）包含各式甜鹹食，及快速與緩慢釋放能量的碳水化合物食品，包含切片水果、燕麥棒、果膠、長條牛肉乾（beef biltong）、煮熟馬鈴薯和米餅；還有夏南瓜馬芬與小型全麥三明治等零食。有些人指出將葡萄糖（來自碳水化合物）與果糖（來自水果和蔬菜）混合會使氧化速率增加50%，這也是隨身攜帶各種零食的另一項原因。

水合作用（Hydration）對於營養消化至關重要。要喝多少水，取決於個人體質和天氣狀況。長時間騎車後，減輕的體重應少於2%，因此騎車前後都要量體重。若出汗導致體重減輕0.9公斤以上，得考慮增加補水量。每次飲用少量但要經常補充水分，並且交互攝取水和電解質。視天氣情況，每小時要喝完一瓶750毫升的水。

膳食規劃也很重要，要想好賽後該吃什麼來恢復體力。確保備妥果昔或零食與足夠的餐點能在賽後立即食用。當比賽結束筋疲力盡時，你將感激不用另外準備食物。騎車前的3-4小時要吃一頓豐盛的早餐（頁41），記得補足水分，並依照計畫執行：20分鐘後，開始定時喝水與少量進食。有些騎手甚至會設置鬧鐘，每20分鐘提醒自己。

根據騎車的強度，決定什麼時候吃什麼食物。先吃緩慢釋放碳水化合物的食物，如三明治或香蕉，並留意消耗了多少體力，然後適當進食。你將派樂騰室內健身車設定為高速模式嗎？你要練騎特別艱苦的攀爬路段，或是即將要去突圍嗎？若身體有額外需求，或是知道在某段時間將無法進食或飲水，就得吃東西儲備體力。當進入最後一小時的階段，改攝取能量果膠、含咖啡因或含糖飲料——這些食物在身體感到疲憊與承受壓力時，將能迅速提供能量。

準備食物的原則

- 透過訓練了解騎車時需要且喜歡吃什麼。
- 長途騎行前的幾小時，要確實填飽肚子與充分補水。
- 挑選各類甜鹹食、能量果膠與飲料放入囊包（裝著食物的後口袋）。
- 出發前準備好賽後恢復體力的食物。
- 清楚知道何時可以從支援人員／補給站獲取什麼東西。
- 有策略性地定時進食（即使不餓／不渴）。
- 完賽後盡快進食以恢復體力。

騎行食物的建議

- 香蕉
- 米餅
- 自製能量棒（頁154）
- 小型花生醬／果醬三明治
- 馬芬／香蕉蛋糕（頁177、178）
- 布朗尼／燕麥棒（頁155、175）

突圍（escape）
屬於進攻的一種。車手催速離開主集團或甩開對手，以便拉開明顯距離即為進攻。

「蘇格蘭」海鮮飯

容易製作的單鍋晚餐料理，非常適合騎車後恢復體力，或隔天的美味午餐

為什麼是蘇格蘭？海鮮飯（paella）不是西班牙傳統美食嗎？嗯，眾所皆知，像我這樣的蘇格蘭人對錢「摳得很緊」，所以這裡採用薑黃而不是昂貴的番紅花（saffron）來調味米飯。薑黃是天然的抗炎藥，可協助車手提升表現。這道餐點有澱粉類碳水化合物且富含蛋白質，非常適合賽前、艱苦訓練的前一晚，或是騎了全天的自行車後食用。加熱後也很好吃，因此剩餘的份可當作騎車後簡單快速補充體力的食物。

2-3份

100克 煙燻西班牙香腸，切丁

1顆 紅椒，去籽切丁

1顆 黃椒，去籽切丁

1顆 洋蔥，去皮切丁

200克 雞胸肉，去皮切丁

2茶匙 乾燥薑黃

200克 阿伯里歐米（義大利燉飯米種）

650毫升 雞肉／蔬菜高湯（優質高湯塊／市售高湯）

200克 肉質堅硬的魚（鮭魚／黑線鱈／大比目魚，亦可用帶殼生蝦），切塊

100克 冷凍豌豆，解凍

海鹽和現磨黑胡椒

1撮 煙燻紅椒粉

1. 預熱大炒鍋。放入香腸，用中火炒2-3分鐘，至部分脂肪釋出。
2. 加入甜椒和洋蔥，用中火炒3-4分鐘。應有足夠的油從香腸釋出，不必額外加油。
3. 拌入雞肉和薑黃，再炒3分鐘。加入阿伯里歐米和高湯，煨煮約18分鐘，至湯汁收乾、米飯鬆軟。視米種與米飯熟度，可能需要額外加水，請多加注意。
4. 加入生魚塊／生蝦和豌豆，煨煮2-3分鐘。離火，靜置幾分鐘，使米飯逐漸鬆開。最後，用海鹽、現磨黑胡椒粒與煙燻紅椒粉調味即可！

每份營養：

616大卡 ｜ 總碳水化合物70克 ｜ 糖6克
脂肪17克 ｜ 蛋白質46克 ｜ 鈉397毫克

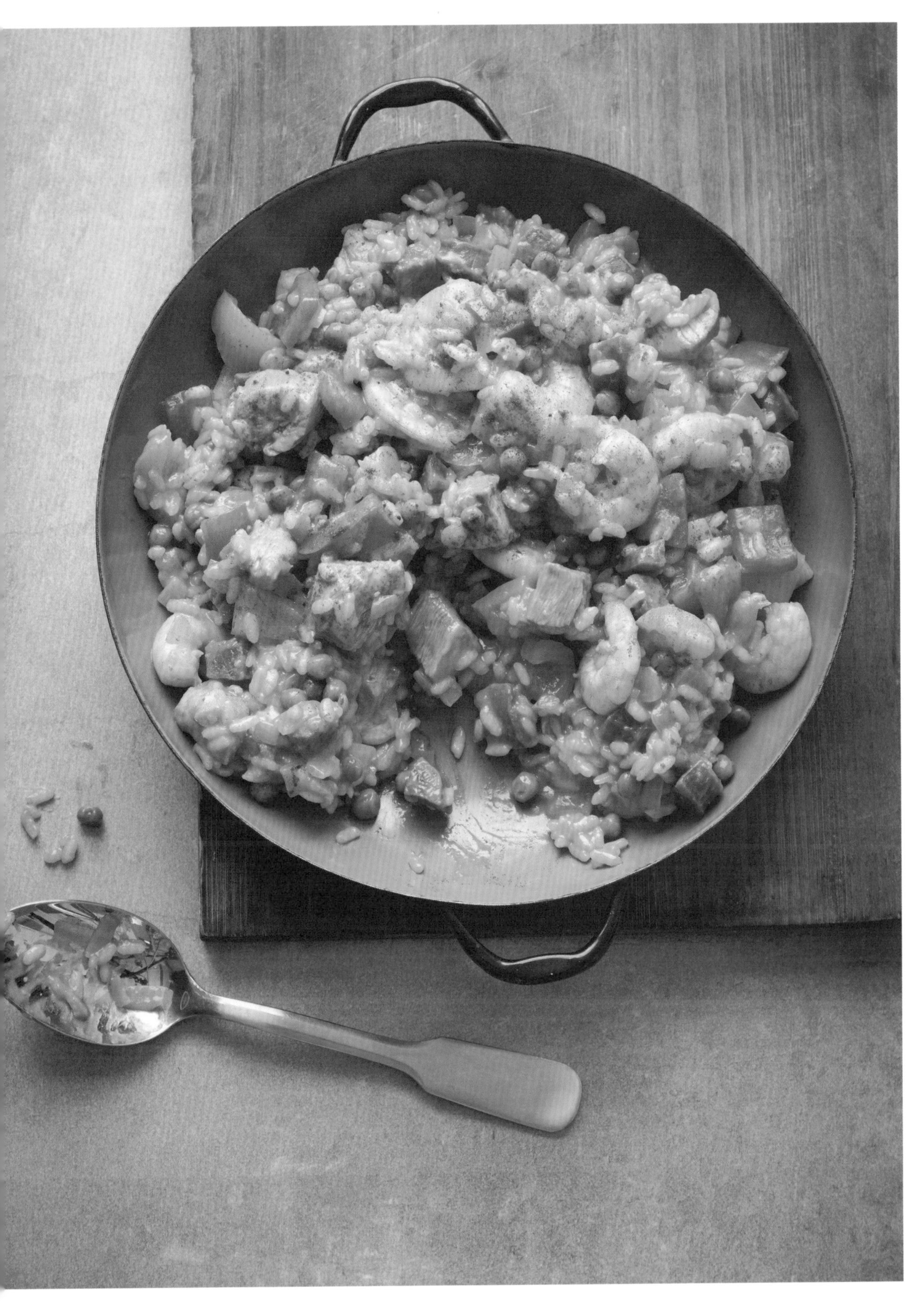

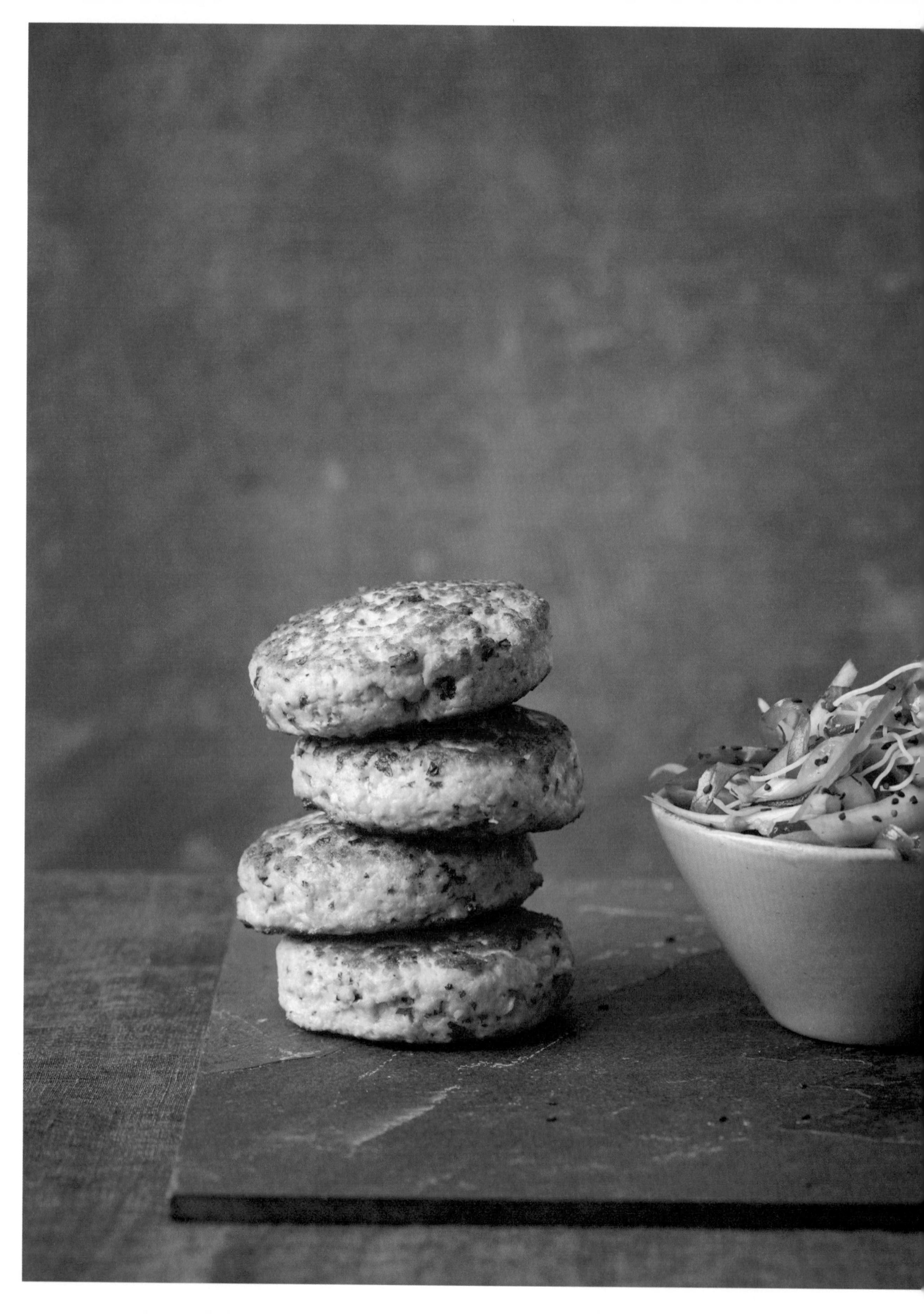

亞洲風火雞漢堡

綜合甜、辣、鹹等風味……補充體力的完美餐點！

火雞絞肉脂肪含量少，是蛋白質與胺基酸（amino acid）的絕佳來源。我盡量將這種食材納入運動員的每週膳食內。生捲心菜絲的口感很棒，與漢堡有鮮明的對比。多數超市會販售罐裝的「懶人牌」切碎辣椒、大蒜和薑，方便又好用。

2-4份（製作4x125克漢堡）

500克 火雞絞肉（胸脯肉）
1湯匙 「懶人牌」辣椒
1湯匙 「懶人牌」大蒜
1湯匙 「懶人牌」薑
1湯匙 米穀粉／無麩質麵粉
1湯匙 芝麻
1顆 雞蛋
2湯匙 新鮮香菜，切細碎
海鹽和現磨黑胡椒
1湯匙 橄欖油

亞洲式捲心菜絲

100克 煮熟米粉
1湯匙 芝麻油
2湯匙 無麩質醬油
2湯匙 泰式魚露
2湯匙 酸甜醬
1小根 紅辣椒，去籽切丁
1顆 新鮮萊姆，擠汁
2根 胡蘿蔔，修整後磨細絲
1大顆 夏南瓜，修整後磨細絲
1顆 紫洋蔥，去皮切絲
1根 紅椒，去籽切片
1根 青椒，去籽切片
1顆 小白菜，切片
1小束 蔥，修整後切蔥花
3湯匙 新鮮香菜，切碎
海鹽和現磨黑胡椒
1茶匙 黑芝麻

1. 先做亞洲式捲心菜絲。除了芝麻，將所有食材倒入碗中混合，蓋上蓋子，放入冷藏15分鐘。食用前確認調味，最後撒上黑芝麻。
2. 製作漢堡時，將火雞絞肉與橄欖油以外的食材混合，調味前先確保米穀粉／麵粉充分混合。以雙手操作尤佳，完成後將手徹底洗淨。
3. 將烤箱預熱至190° C／瓦斯 5，同時將漢堡餡料均分四份。將耐烤帶柄不沾鍋預熱，倒入橄欖油。於鍋中放入一個直徑9公分壓模（若想賣弄一下），舀入1/4漢堡餡料，確實將餡料下壓後移除壓模，做出整齊的漢堡排。重複此步驟完成塑形，沒有壓模沒關係，用手大致做成漢堡排狀即可。
4. 將漢堡排兩面各煎2分鐘，至表面稍微上色，然後將不沾鍋放入預熱烤箱烘烤10-12分鐘。（若沒有耐烤的鍋子，就使用不沾黏烤盤）。
5. 檢查漢堡是否熟透（用刀切開其中一個，確定餡料熱騰騰，且內部沒有生肉），搭配亞洲式捲心菜絲食用。

每份營養：

434大卡 ｜ 總碳水化合物30克 ｜ 糖11克 ｜ 脂肪13克
蛋白質50克 ｜ 鈉702毫克

菠菜青花菜雞肉龍蒿義式麵疙瘩

這種麵疙瘩適合預先準備好——將食材直接放入烤箱烘烤，於進行短時間但高強度訓練時食用

人生苦短，別花太多時間自製麵疙瘩，特別是有非常棒的現成麵疙瘩可用。這道餐點由米飯、義大利麵與馬鈴薯等澱粉類主食稍作變化而成。將食材整合起來有點麻煩，但還是不難做，30分鐘內即可完工。成功的關鍵是勿過度烹調麵疙瘩與蔬菜。

2份（一份當主餐，剩餘的當午餐）

1顆 青花菜，修整後切塊
500克 無麩質麵疙瘩
3茶匙 橄欖油
1大袋（500克） 嫩菠菜葉
海鹽和現磨黑胡椒
500克 迷你雞柳
2瓣 大蒜，去皮略切
100克 板栗蘑菇，去皮切碎
100毫升 稀乳油（single cream，乳脂含量約18%的鮮奶油）
100克 低脂奶油起司（low-fat cream cheese）
約2湯匙 新鮮龍蒿（tarragon，香艾菊），切碎
3大湯匙 硬質乳酪，如帕馬森起司／佩克里諾羊乳起司（Pecorino），磨碎
1束 蔥，修整後切絲

每份營養：

827大卡 ｜ 總碳水化合物72克 ｜ 糖10克
脂肪30克 ｜ 蛋白質71克 ｜ 鈉585毫克

1. 將烤箱預熱至190° C／瓦斯 5。準備一大鍋沸騰鹽水（先用熱水壺將水煮沸），將炒鍋放在另一個爐口用小火加熱。同時進行這兩件事，便能很快做好餐點。
2. 將青花菜加入沸水，用文火煨煮至多3分鐘，用篩網／漏勺撈出備用。將煮水再次沸騰，放入麵疙瘩煮至多60秒，瀝出備用。
3. 於炒鍋加熱1茶匙橄欖油，大火炒菠菜葉60秒。調味，並用木勺壓出多餘汁液，取出備用。
4. 將1茶匙橄欖油倒入炒鍋，加入大蒜與雞柳，兩面各煎5-6分鐘，調味後取出備用。最後，利用炒鍋中剩餘的油大火炒蘑菇2-3分鐘，取出備用。
5. 於碗中混合稀乳油與奶油起司，調味，拌入龍蒿。
6. 將焗烤盤底部放入菠菜，依序加入麵疙瘩、青花菜、雞肉與蘑菇，淋上混合奶油，調味後撒上起司。放入烤箱中央烘烤20-30分鐘。撒上蔥即可。

烤鮭魚佐新鮮蘆筍與薄荷羅勒豌豆燉飯

富含優質澱粉類碳水化合物，令人口感一新

義大利燉飯搭配各種形式的蛋白質都很美味：不妨試試烤羊排，甚至是用大塊菲達起司（feta cheese）做成素食版。若沒有蘆筍，亦可用青花菜。

2份，1份當作午餐

25克 無鹽奶油
1顆 洋蔥，去皮切塊
200克 阿伯里歐米（義大利燉飯米種）
600毫升 蔬菜高湯（優質高湯塊／市售高湯）
250克 冷凍豌豆，解凍；另備75克拌飯用
1湯匙 特級初榨橄欖油
海鹽和現磨黑胡椒
1茶匙 橄欖油
2片 x 125克 新鮮鮭魚片
半顆 檸檬汁
1小束 新鮮薄荷，切碎
6片 羅勒葉，撕碎
12根 中型煮熟新鮮蘆筍

每份營養：

968大卡 ｜ 總碳水化合物111克 ｜ 糖14克
脂肪37克 ｜ 蛋白質51克 ｜ 鈉349毫克

1. 用小火預熱大湯鍋。融化奶油，倒入洋蔥拌炒2-3分鐘至軟化。拌入米飯，用中火煮2分鐘——小心別煮上色。
2. 加入高湯，煮16-18分鐘，至所有液體被吸收，米飯變軟。注意：米飯要煮得很乾，所以要經常攪拌。
3. 煮飯時，用食物調理機將250克豌豆與特級初榨橄欖油混合，調味後置於一旁備用。注意：豌豆吃起來要帶有口感，所以約略攪碎即可。
4. 用中火預熱烤架，將橄欖油刷上鮭魚片，置於烤架烤6-7分鐘，最後淋上檸檬汁。
5. 米飯煮熟後，拌入豌豆泥。將米飯與蘆筍分別重新加熱。於米飯內加入75克豌豆、新鮮薄荷與羅勒。調味後盛盤，搭配烤鮭魚與蘆筍享用。

大麥克的摩洛哥燉菜

我的車友們最愛這道餐點，富含蛋白質、脂肪低且風味十足，非常療癒人心

大麥克是我的老朋友，他不是廚師卻廚藝精湛。這道單鍋料理是他的極致經典之作，我無法讓它更美味。做法的關鍵是最後再加入新鮮香草。若沒有摩洛哥綜合香料，可到超市購買「本店招牌香料」（Ras-el-Hanou）替代。這道菜可以大量烹煮，剩餘的當作午餐。搭配蒸熟的北非小米（couscous），即為正宗的摩洛哥美食。

4份

2湯匙 橄欖油
500克 雞胸肉，去皮切丁
3茶匙 摩洛哥綜合香料
1湯匙「懶人牌」 切碎大蒜
3顆 混合甜椒，去籽切丁
1大顆 白洋蔥，去皮切丁
1罐（瀝乾，淨重215克）鷹嘴豆
1罐（400克）李子番茄，切碎
400毫升 雞肉高湯（優質高湯塊／市售高湯）
蒸熟的北非小米（根據包裝指示烹調）
海鹽和現磨黑胡椒
各1束 新鮮薄荷、香芹、香菜，切細碎
75克 杏桃乾，切碎
25克 杏仁片

1. 預熱大型不沾湯鍋。加熱橄欖油，翻炒雞肉丁3-4分鐘，至稍微上色。
2. 拌入摩洛哥綜合香料，再煮2分鐘。加入大蒜、甜椒和洋蔥，用中火煮2分鐘。
3. 加入鷹嘴豆、李子番茄和雞肉高湯，煮至沸騰。偶爾攪拌，煨煮30-40分鐘。此時，按照包裝指示將北非小米蒸熟。
4. 替燉菜調味，即將完成後離火拌入新鮮香草。將北非小米分裝至餐盤，舀上燉菜，搭配杏桃乾與杏仁片享用。

變化方式：

用500克切丁羊肩肉代替雞肉，味道也很棒。若使用羊肉，烹飪時間要延長至90分鐘，並增加50%高湯用量。若想讓菜色更美，不妨撒上石榴籽。

每份營養：

402大卡 ｜ 總碳水化合物28克 ｜ 糖17克
脂肪15克 ｜ 蛋白質37克 ｜ 鈉647毫克

泰式素食紅咖哩佐椰子紅扁豆與香菜

花費不多卻能品嚐豐盛的餐點！扁豆為蛋白質來源，純素食者也能享用這道佳餚

雞肉或火雞肉等肉類可輕易納入此食譜，只要和蔬菜一同加入即可。但老實說，無論怎麼烹調都不會出錯。你可以事先製作基底，只要最後再加入香菜，即可保持新鮮風味。

4份

2湯匙 橄欖油
550克 胡桃南瓜，切丁
2大根 胡蘿蔔，修整後切丁
2大個 甘薯，去皮切丁
1顆 白洋蔥，去皮切塊
2顆 紅椒，去籽切片
1-2茶匙 泰式紅咖哩醬
250克 紅扁豆
400毫升 椰漿
400毫升 蔬菜高湯（優質高湯塊／市售高湯）
印度香米／米粉（依包裝指示烹調）
1顆 萊姆汁
1茶匙 醬油
1束 新鮮香菜，切碎
75克 加鹽花生

1. 於大湯鍋加熱橄欖油。倒入全部蔬菜，用中火炒5-6分鐘，至稍微上色。
2. 加入泰式咖哩醬，再煮2分鐘。可加1-2茶匙，視喜歡的辣度與選用的咖哩醬口味而定。不夠辣總是比太辣容易調整！
3. 拌入扁豆、椰漿和高湯。用中小火煮25-30分鐘，你甚至可以用慢燉鍋中火熬煮。若使用湯鍋，別忘了適時攪拌，避免扁豆燒焦。
4. 熬煮咖哩時，準備米飯／米粉。待扁豆軟化且蔬菜煮熟後，用萊姆汁和醬油調味。將米飯／米粉分裝至餐盤，淋上咖哩，最後撒上切碎香菜與花生即可享用。

每份營養：

568大卡 ｜ 總碳水化合物58克 ｜ 糖15克
脂肪32克 ｜ 蛋白質15克 ｜ 鈉609毫克

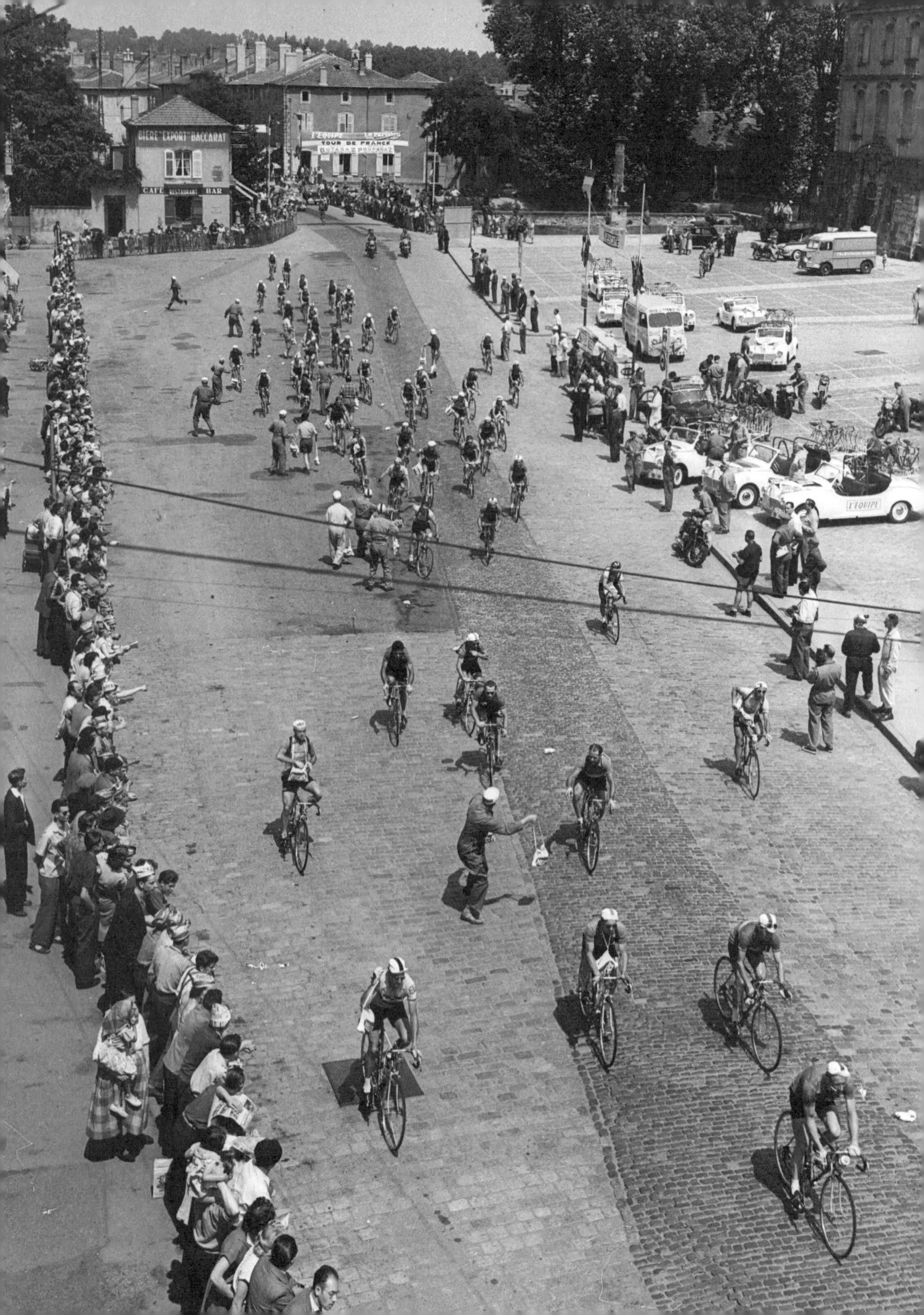
BIERE "EXPORT" BACCARAT
CAFÉ RESTAURANT BAR
TOUR DE FRANCE
L'ÉQUIPE

經濟實惠的高表現飲食

要有好的表現，不一定得花大錢吃正餐與零食。計畫好去超市該購買哪些食材，就能做出營養均衡的餐食。

你可能買不起連體騎行服（skinsuit）、價值約37萬台幣的自行車，或是使用風洞進行訓練，但可以用合理的預算，與專業車手吃一樣的食物，因為這類飲食以簡單與天然食物為基礎。比賽與恢復體力所需的各種食物在住家附近的超市就能取得，因此與專業車手享有相同營養的餐點並不難。

1955年環法自行車賽期間，一群選手在補給站拿取食物。你可以用合理的預算，與專業車手吃一樣的食物。比賽與恢復體力所需的各種食物在住家附近的超市就能取得。

高表現飲食（high-performance diet）
使選手表現出色的食物。

風洞（wind tunnel）
產生人造氣流的管道，用於研究空氣流經物體而形成的氣動效應，進行高速行駛物體的空氣阻力、耐熱與抗壓試驗。

預算內的基本食材

- 白米—乾燥／預煮的
- 燕麥—市售一公斤袋裝
- 義大利麵——超市的生義大利麵
- 番茄罐頭
- 甜玉米罐頭
- 豆類罐頭
- 魚類罐頭
- 花生醬
- 冷凍豌豆與其他蔬菜
- 優格

值得多花錢購買的食材

- 堅果與漿果
- 新鮮肉類與魚類
- 有機雞蛋
- 有機牛奶
- 橄欖油（普通與特級初榨）
- 新鮮香草
- 第戎芥末—非常適合搭配高油脂魚類，特別是不喜歡吃魚的人！
- 優質高湯塊

無論你的預算是多少，都應購買新鮮水果、蔬菜、魚類、肉類、豆類（乾燥扁豆與豆類罐頭）、義大利麵與麵包。不必刻意犧牲某種食材，挑選哪些肉類、魚類或蔬菜，視個人喜好與經濟能力而定。不需要餐餐吃肉，許多精英車手每星期有2-3天的（純）素食日。亦不用選用昂貴的魚，平價的綠青鱈（coley）／海鱈（hake）能提供和昂貴的大比目魚（turbot）／海鱸（sea bass）相同的營養。

不必買有機水果和蔬菜，其營養價值不值得花這麼多錢。也不要刻意避免商店具有營養標示的自有品牌（own-brand）商品，因為裡頭裝的食物非常相似。保持警戒即可，若為了節省開銷及降低烹調時間，而購買廉價即食餐點或過度加工的料理包，反而會得不償失。這類食品幾乎流失了所有的養分，含大量添加劑、防腐劑、糖或鹽。

你需要的食物通常都是簡單且便宜的。早餐可用麥片粥打底搭配各式食材，既容易消化，又能大量攝取碳水化合物。雞蛋是自行車騎士的絕佳聖品，因其平價、富含優質蛋白質、用途廣泛且易於烹調。火雞是精益蛋白質的絕佳來源，不用等到聖誕節才能吃，且通常比雞肉便宜。還有高油脂魚罐頭？真是天賜的食物！每當我辛苦騎完車，最愛吃沙丁魚吐司。練騎後不妨準備這道餐點，幾分鐘就能上桌，兩三口便可下肚。鮪魚、酪梨和米飯也能當作恢復體力的超級晚餐。若累到無法煮飯，使用預煮的小袋米飯即可。

無法遵循高表現飲食，並非是預算不夠：關鍵在於能否規劃並做出自己想吃的美食。根據訓練計畫攝食，能確保攝取與消耗的能量平衡。盡可能大量烹煮食物，分成一餐的份量，裝入容器冷凍保存，如此能節省時間和金錢，確保隨時可進食，同時控制飲食份量。

除了購買新的GPS定位器，也該有一台好用的果汁機/食物攪拌機。有了它，就能以平價食材做出營養的果昔，攝取大量蛋白質、抗氧化劑和維生素。超級食物不一定是進口食材——把羽衣甘藍、煮熟甜菜根、冷凍漿果與任何當季新鮮水果打碎攪拌，便是一道美味早餐、營養補充品或恢復體力的一餐。

雖然騎車時可吃能量棒，但恢復體力時何不花點時間製作本書列舉的零食（頁154）？自製零食遠比超市販售的好吃且便宜。至於營養品和能量果膠，長時間騎車時我會準備堅果醬蛋糕捲，因為其蛋白質與碳水化合物的卡路里比例接近完美。

如此一來，購買食材會非常有效率。這是好事，因為得省點錢去買昂貴的必需品。使用有機牛奶，務必與豆漿、糙米漿或杏仁奶混合以幫助消化。專業車隊的早餐都會納入這項飲品。有機雞蛋的蛋黃較營養，因此售價較高。你得慎選麵包，超市內兜售的切片麵包和其他產品價格低廉，但裡頭含有許多添加劑，應避免食用。盡量購買新鮮有機麵包，去住家附近的麵包店或農夫市集選購。

必須遵守的規則

- 事先規劃好餐食，並以此添購食材。
- 替所有營養類別編列預算——省略肉類／魚類將得不償失，可選擇平價食材。
- 務必檢查添加劑含量，避免購買過度加工食品。
- 準備好恢復體力的食物——又餓又累時最容易買到糟糕的食材！
- 偶爾吃點美食，別讓自己覺得吃東西食之無味。你還得兼顧現實，偶爾跟家人出外用餐、吃頓豐盛的聖誕節晚餐或慶祝一下，不用感到內疚。

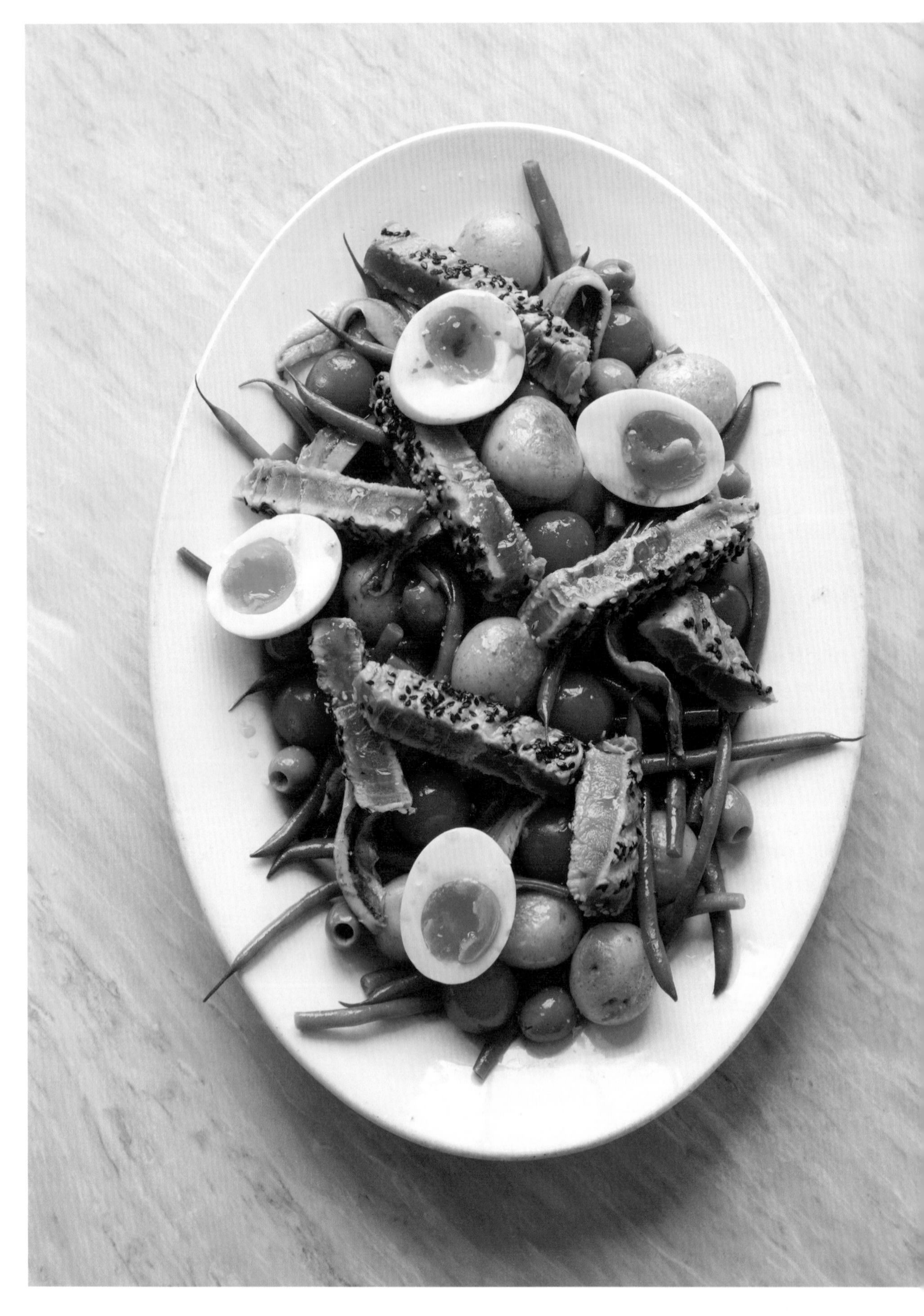

芝麻醬油鮪魚尼斯沙拉

新鮮鮪魚富含維生素D，可增強有氧能力（aerobic capacity）與加速恢復體力

這道菜的關鍵是要有一大塊好的鮪魚肉。這點不難做到，新鮮鮪魚遠比罐裝鮪魚來得好，但我並非完全反對食用魚罐頭。此外，可以搭配醋漬鯷魚（boquerones）——市面上可取得最好的白鯷魚，用醋和橄欖油醃製而成。我也喜歡於鮪魚和醬汁內加入醬油，替這道菜增添些許亞洲風味。

2份

300克 四季豆
海鹽
12顆 小馬鈴薯（每份6顆）
2茶匙 無鹽奶油
1茶匙 橄欖油
1茶匙 黑芝麻
1茶匙 白芝麻
2片 鮪魚排（每份150-170克）
1湯匙 醬油
10顆 櫻桃番茄
16顆 綠橄欖
12條 白色鯷魚
2-3顆 水煮蛋

醬汁

30毫升 醬油
20毫升 白葡萄酒醋（white wine vinegar）
50毫升 水
75毫升 橄欖油
25毫升 芝麻油
1湯匙 黑芝麻
1湯匙 白芝麻

1. 準備沸騰鹽水煮四季豆3-4分鐘，瀝乾備用。同時，將小馬鈴薯煮熟，對半切開，於鍋中加入奶油，用中火煎6-8分鐘。
2. 將煎烤盤預熱至高溫，倒入橄欖油。於鮪魚兩面撒上芝麻，每面煎不超過20秒，即將完成時淋上醬油，將鮪魚從煎烤盤取出。
3. 製作醬料時將所有食材混合（用罐子搖勻／於碗中拌勻）。醬料放入密封罐，可冷藏至多一個月。
4. 擺盤非常容易：將所有蔬菜和番茄放入餐盤，加入橄欖和醋漬鯷魚。將鮪魚切片、水煮蛋切半，置於食材上，舀入醬汁即可大口享用！

每份營養：

618大卡 | 總碳水化合物35克 | 糖7克
脂肪27克 | 蛋白質61克 | 鈉418毫克

鹿肉香腸佐烤甜菜根和紫洋蔥

鹿肉是絕佳的紅肉，含豐富鐵質，脂肪含量也較其他紅肉低

這裡的烤蔬菜亦可用胡蘿蔔、胡桃南瓜、甘薯和菊芋（Jerusalem artichoke）。

2份

350克 生甜菜根，去皮
1根 中等根芹菜（celeriac）
4顆 中等紫洋蔥
2湯匙 橄欖油（另備塗抹用）
海鹽和現磨黑胡椒
幾根 新鮮迷迭香和百里香
1湯匙 巴薩米克醋（balsamic vinegar）
300克 鹿肉香腸

每份營養：

627大卡 ｜ 總碳水化合物44克 ｜ 糖18克
脂肪30克 ｜ 蛋白質29克 ｜ 鈉1104毫克

1. 將烤箱預熱至190°C／瓦斯 5、甜菜根和芹菜切成等大小塊狀、洋蔥去皮切四瓣。於砂鍋中注入橄欖油，放入所有蔬菜，調味，放入烤箱中央烘烤20分鐘，中途攪拌一下。
2. 將香草和巴薩米克醋加入砂鍋。攪拌後，再烘烤10分鐘。
3. 烤蔬菜的同時，準備烤鹿肉香腸。用中火預熱烤架，以軟毛刷沾橄欖油刷上香腸，烤8-10分鐘，記得要翻轉幾次。將烤好的蔬菜盛盤，搭配烤香腸享用。

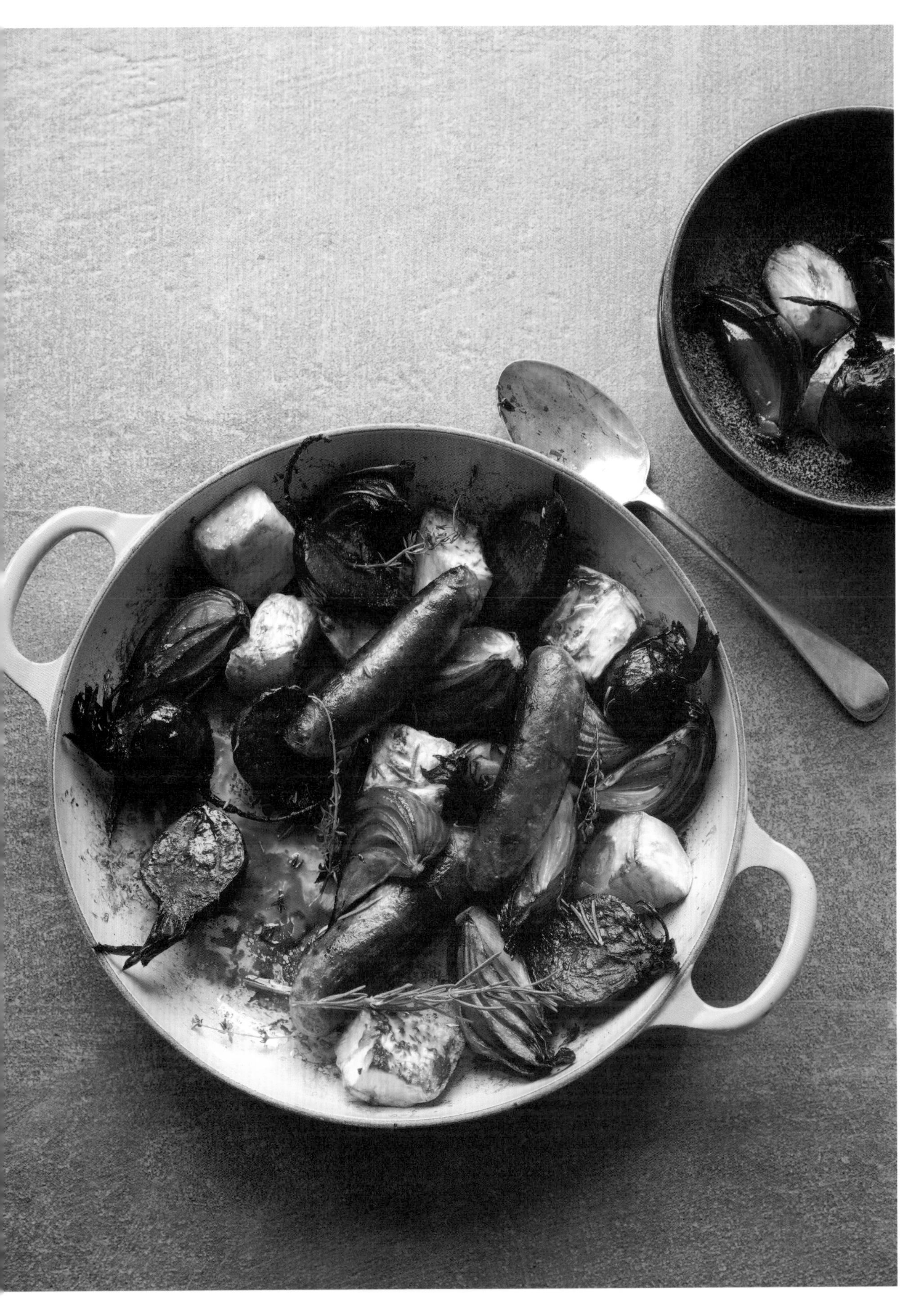

雞肉酪梨凱撒沙拉

酪梨是健康脂肪的重要來源，而且富含維生素、礦物質和抗氧化劑（有助於修復肌肉損傷的化合物）

很少有東西比優質的凱撒沙拉更美味！我約略調整食材，加入些許烤雞肉和酪梨，使其更像正餐而不只是一盤生菜。

2份

8條 迷你雞柳（每份4條，180克）

2茶匙 橄欖油

海鹽和現磨黑胡椒

2小片 麵包，切丁

2顆 蘿蔓萵苣（romaine lettuce）

1大顆 酪梨，去皮、去核切塊

2湯匙 低脂凱撒醬

10條 醋漬鯷魚

2湯匙 帕馬森起司，磨碎

1. 用中大火預熱烤架。以軟毛刷沾取一半橄欖油刷上雞柳，調味後烤8-10分鐘。
2. 烤雞肉的同時，將麵包丁與剩餘橄欖油倒入碗中，適當調味。用不沾鍋以中小火炒5-6分鐘，至表面呈金黃色。
3. 將蘿蔓萵苣撕碎放入碗中，加入酪梨與醬料混合，放上醋漬鯷魚、麵包丁和烤雞柳，撒上帕馬森起司後盡情享用！

每份營養：

623大卡 ｜ 總碳水化合物27克 ｜ 糖4克 ｜ 脂肪25克
蛋白質74克 ｜ 鈉445毫克

鱈魚片佐南瓜籽和松子塔布勒沙拉

這道餐點可以快速完成，且富含蛋白質與碳水化合物

北非小米非常容易烹煮，只要加入沸水，靜置10分鐘，便大功告成！可選擇任何鮮嫩的白身魚搭配北非小米，魚的新鮮度比品種更重要。

2份

150克 北非小米
500毫升 水
50毫升 檸檬汁（另備食用的量）
1顆 檸檬皮
50毫升 橄欖油（另備塗抹用）
1湯匙 香菜籽，碾碎
2湯匙 南瓜籽
2湯匙 松子
1小束 香菜，切碎
海鹽和現磨黑胡椒
2片 鱈魚（每份150-200克）
大份綠葉沙拉

1. 將北非小米倒入大型耐熱碗，水燒開後於碗中加入500毫升熱水。攪拌後蓋上蓋子，放置10分鐘，然後用叉子將小米壓碎。拌入檸檬汁、檸檬皮與橄欖油。
2. 把種籽與松子倒入乾炒鍋翻炒，不時搖動鍋子。隨時留意，一轉瞬的時間可能就會燒焦。完成後，加至檸檬風味的北非小米中。拌入香菜後調味，以常溫食用。
3. 用中火預熱烤架。以軟毛刷沾取少許橄欖油刷上鱈魚片，烤6-7分鐘，調味並淋上少許檸檬汁。搭配北非小米與大份綠葉沙拉享用。

每份營養：

828大卡 ｜ 總碳水化合物63克 ｜ 糖1克
脂肪44克 ｜ 蛋白質47克 ｜ 鈉12毫克

酪梨包心菜蔬菜沙拉與煙燻冷鮭魚

將口感清脆、營養豐富的傳統包心菜沙拉（coleslaw）與富含優質脂肪的酪梨結合

這道美味餐點是出於必要而誕生。有次我騎完車後，發現冰箱沒什麼東西，只剩一堆不怎麼新鮮的蔬菜和幾顆熟透的酪梨！通常我們認為包心菜沙拉不是很健康的食物，但我調整了一下，用酪梨做成濃郁細緻的醬料來搭配蔬菜。這份食譜也非常適合煙燻／烤雞肉。可用各式新鮮綠色蔬菜——春季甘藍菜（spring cabbage）、豆瓣菜（watercress，西洋菜）、皺葉甘藍（Savoy cabbage）、菠菜、羽衣甘藍和夏南瓜等。然而，要加入一定比例的洋蔥，吃起來才有傳統包心菜沙拉的酸度與清脆感。

4份

1/4顆 皺葉甘藍

1/2顆 春季甘藍菜

1大顆 白洋蔥，去皮

1顆 白菜

1小束 蔥，修整

200克 酪梨果肉

50毫升 特級初榨橄欖油

50毫升 檸檬汁

150克 低脂法式酸奶油

海鹽和現磨黑胡椒粒

200克 煙燻冷鮭魚

50克 葵花籽

50克 南瓜籽，烘烤

1. 將所有蔬菜切絲備用。
2. 將酪梨、橄欖油、檸檬汁、法式酸奶油與少許海鹽倒入食物調理機做成酪梨「美乃滋」。攪拌至質地光滑細緻。調味後倒入大碗，加入蔬菜絲拌勻。
3. 將煙燻鮭魚切成薄片，搭配酪梨蔬菜沙拉，撒上葵花籽和南瓜籽。

每份營養：

552大卡 ｜ 總碳水化合物18克 ｜ 糖8克
脂肪38克 ｜ 蛋白質22克 ｜ 鈉24毫克

烤海鱒佐豌豆培根與萵苣

鱒魚其總脂肪與飽和脂肪含量較其他高油脂魚類低，是一種健康的永續魚類

煮熟的萵苣……容我在此作解釋。這道餐點沿襲自法國經典菜餚「法式豌豆」(Petits Pois à la Française)，清淡可口的魚料理搭配煙燻培根、煮熟萵苣與豌豆，全部在最後一刻完成。這道菜餚保存或加熱後會不好吃，請於食用前再開始烹調所有的食材。若非常飢餓，不妨搭配煮熟的小馬鈴薯。

2份

1湯匙 橄欖油（另備塗抹用）
150克 優質煙燻培根，切碎
1個 中等洋蔥，去皮切絲
2片 海鱒片（每片150克）
海鹽和現磨黑胡椒
4顆 小寶石萵苣（Little Gem lettuce）
300克 冷凍豌豆，解凍
檸檬汁

1. 將橄欖油倒入平底鍋，以中火加熱，加入培根與洋蔥炒4分鐘——煮熟即可，別炒上色。
2. 將烤架預熱至高溫。以軟毛刷沾取少許橄欖油刷上海鱒片，調味後置於烤架烤4-5分鐘，中途記得翻面。
3. 烤魚的同時，將萵苣切四段，放入培根與洋蔥的鍋內，用小火炒2-3分鐘。加入解凍的豌豆，再多炒2分鐘。加入適量檸檬汁並調味，盛盤後搭配海鱒享用。

每份營養：

618大卡 ｜ 總碳水化合物31克 ｜ 糖12克
脂肪28克 ｜ 蛋白質63克 ｜ 鈉3235毫克

煙燻鯖魚佐豆瓣菜沙拉、甜菜根與芥末馬鈴薯

這道餐點有鯖魚的優質脂肪，加入豆瓣菜後營養更為豐富

鯖魚是我最喜歡的魚類之一，其營養豐富且隨處可得。這道菜非常簡單，只要將小馬鈴薯煮熟即可。豆瓣菜富含抗氧化劑，略帶苦味與胡椒味，是風味最粗曠大膽的生菜沙拉。我移居到漢普夏（Hampshire）時，四處可見豆瓣菜，騎車經過豆瓣菜圃因而替不少食譜帶來靈感。

2份

12顆 小馬鈴薯
海鹽和現磨黑胡椒
1湯匙 顆粒芥末醬
1茶匙 白葡萄酒醋
1茶匙 特級初榨橄欖油
200克 煙燻鯖魚片
100克 煮熟甜菜根
1束 新鮮豆瓣菜

1. 將小馬鈴薯切半，放入沸騰鹽水煮熟，約10-12分鐘。把水瀝乾，馬鈴薯放入碗中，立即加入芥末、醋和橄欖油混合，調味後備用。此時已經完成烹煮的動作了！
2. 將鯖魚去皮約略撥碎、甜菜根切塊，摘下豆瓣葉。將所有食材呈盤，即可享用。

每份營養：

416大卡 ｜ 總碳水化合物28克 ｜ 糖5克
脂肪23克 ｜ 蛋白質21克 ｜ 鈉323毫克

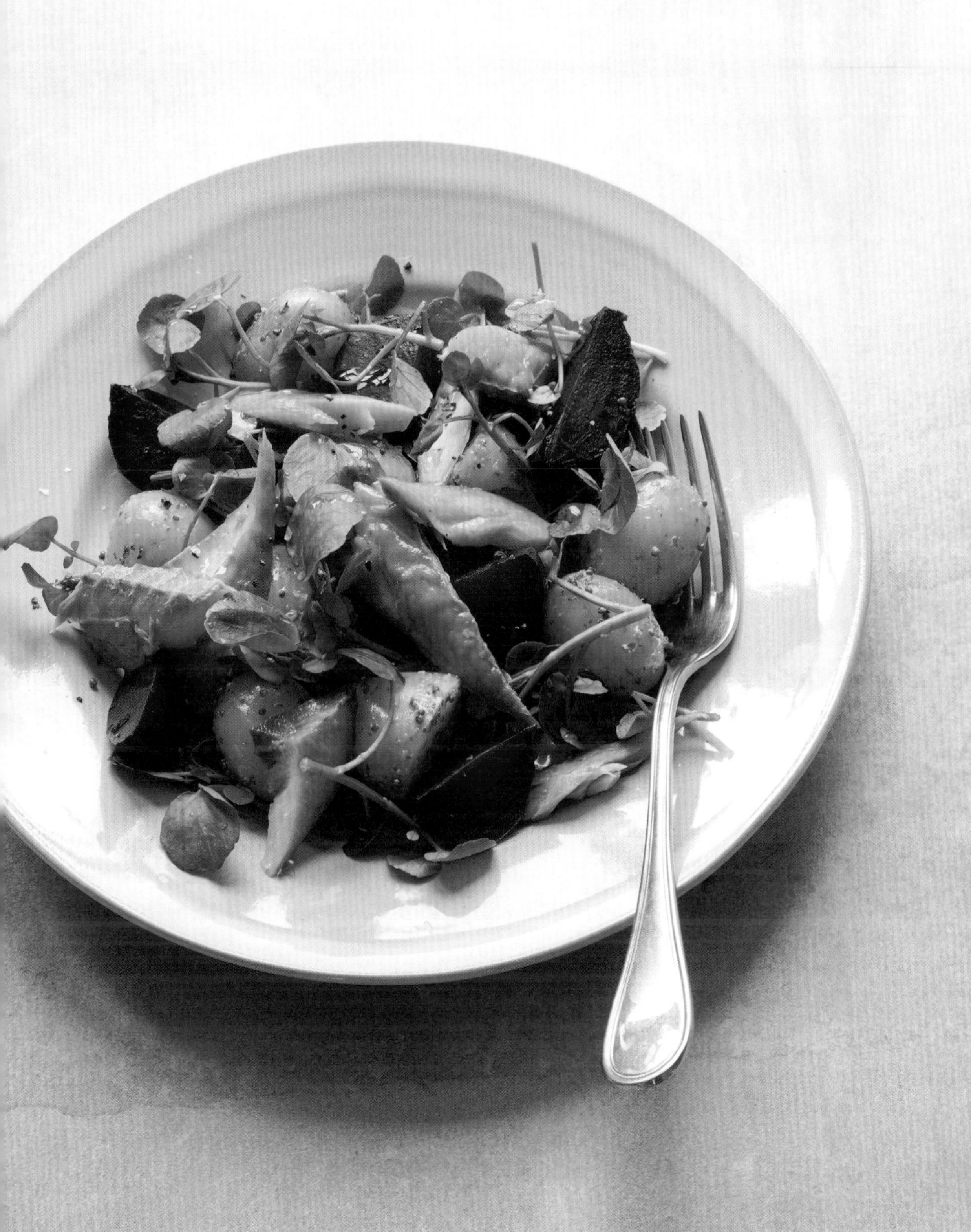

酪梨青椒香菜芒果佐希臘優格

這道午餐清淡爽口，富含營養，無論在休息日或減少訓練量的時候，都是絕佳的選擇

蛋白質與優質脂肪含量高，口感迷人，無需實際烹煮，超級簡單！

2份

300克 全脂希臘優格
2顆 中等酪梨，去皮、去核切碎
2湯匙 新鮮芒果，切碎
1茶匙 綠色辣椒，切碎
1湯匙 青椒，切丁
1湯匙 新鮮香菜，切碎
2茶匙 特級初榨橄欖油
新鮮檸檬汁
1小撮 海鹽
1把（30克）墨西哥玉米片（corn tortilla chip）

每份營養：

611大卡 ｜ 總碳水化合物48克 ｜ 糖23克
脂肪44克 ｜ 蛋白質12克 ｜ 鈉278毫克

1. 做法非常簡單：將希臘優格倒入碗中，放上其餘的食材即可享用！

烤比目魚佐醃茴香、蒔蘿和柳橙

柳橙皮其實較果肉含有更多營養素。這道餐點不僅能使人精力充沛，且風味十足

柳橙與茴香是搭配魚類的絕佳組合。茴香是被嚴重低估的蔬菜，多數人不知道該如何料理它。柳橙和茴香籽的風味於此處相得益彰，幾乎能與任何種類的魚搭配，特別是鱈魚。

2份

2顆 茴香

1大顆 紫洋蔥，修整後去皮

1顆 菊苣（chicory）

2顆 中等柳橙

1茶匙 白葡萄酒醋

2湯匙 特級初榨橄欖油（另備煎烤用）

2片 大比目魚（每份約150-200 g）

海鹽和現磨黑胡椒粒

1小束 蒔蘿

1茶匙 茴香籽

每份營養：

498大卡 ｜ 總碳水化合物41克 ｜ 糖25克
脂肪20克 ｜ 蛋白質41克 ｜ 鈉217毫克

1. 將茴香、紫洋蔥和菊苣切絲，於耐熱碗中混合備用。
2. 將柳橙皮磨碎，放入小湯鍋。取其中一顆柳橙將果肉切瓣備用，切剩的部分則與另一顆柳橙榨汁，倒入湯鍋與白葡萄酒醋和柳橙皮混合。以中火加熱，煮3分鐘。
3. 加入特級初榨橄欖油，再煮60秒，然後將滾燙的醬汁淋在切好的蔬菜上頭。使蔬菜醃漬15分鐘：柳橙與白葡萄酒醋的酸會分解茴香等蔬菜。
4. 此時，將烤架預熱至高溫。以軟毛刷沾取少量橄欖油刷上大比目魚，調味後烤4-5分鐘。
5. 將蒔蘿切碎，與柳橙瓣、醃好的蔬菜和茴香籽混合。盛盤，搭配大比目魚即可享用。

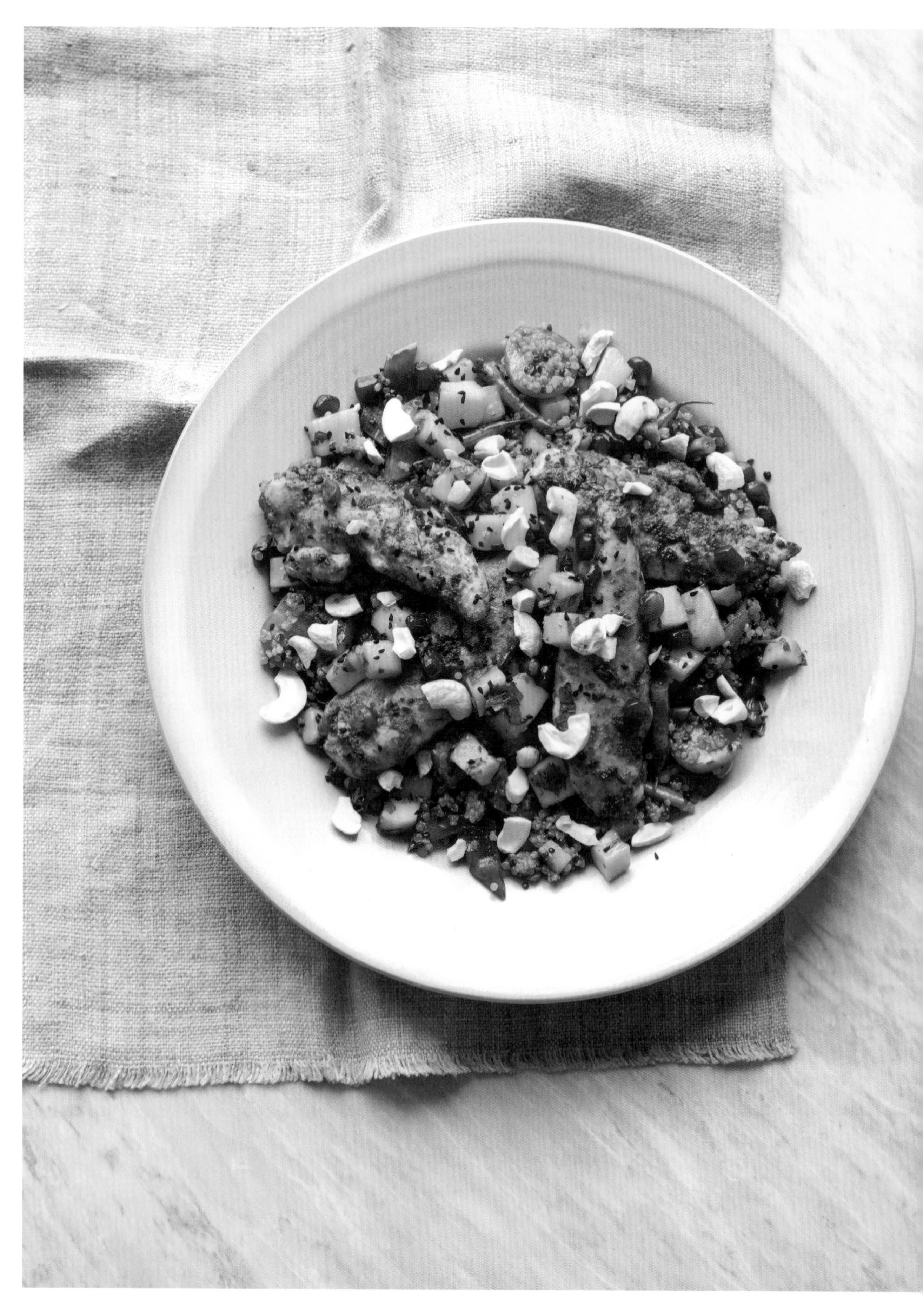

香料烤雞肉佐藜麥與芒果石榴莎莎醬

藜麥被廣泛視為最棒的穀物。這道餐點非常適合用於恢復體力，或傍晚騎車前的午餐享用

這道菜提供了適量的蛋白質與碳水化合物，口感絕佳且風味十足，甜鹹融合得當。原本淡而無味的藜麥，因與蔬果搭配而重生。只要將食材混合即可上桌，亦可事先準備好。與我合作過的自行車手都吃過這道餐點，無人不為之著迷。

2份

250克 煮熟藜麥
100克 小黃瓜／夏南瓜，切丁
2顆 番茄，切塊
50克 四季豆，切碎
50克 嫩豌豆（mangetout），切碎
海鹽和現磨黑胡椒
8-10片 迷你雞柳（每份約150克）
2湯匙 紐奧良肯瓊香料粉（cajun）／BBQ香料粉
2茶匙 橄欖油
25克 腰果，切碎
1撮 黑洋蔥籽
1把 嫩菠菜

莎莎醬（salsa）

1顆 中等熟成芒果，去皮去核
1包（80克）現成石榴籽
1小束 新鮮薄荷
1小束 新鮮香菜

醬料

1湯匙 泰式魚露
1湯匙 醬油
1湯匙 酸甜醬
1湯匙 特級初榨橄欖油

1. 製作醬料：於大碗混合泰式魚露、醬油、酸甜醬和特級初榨橄欖油。將煮熟藜麥與一半醬料混合，加入小黃瓜／夏南瓜、番茄、四季豆與嫩豌豆，調味後備用。
2. 製作莎莎醬：將芒果切丁，於碗中與石榴籽、薄荷和香菜混合，拌入剩餘醬料。
3. 製作香料雞肉：將雞肉切丁，用肯瓊／BBQ香料粉醃5分鐘（每150克雞肉用1茶匙溫和香料與1茶匙橄欖油）。放入中火烤架或用鍋子煎4-5分鐘，至雞肉熟透。
4. 將藜麥沙拉、莎莎醬與香料雞肉盛盤，撒上切碎腰果和黑洋蔥籽，搭配嫩菠菜趁熱或常溫食用，便能攝取均衡營養。

每份營養：

887大卡 ｜ 總碳水化合物97克 ｜ 糖42克
脂肪28克 ｜ 蛋白質65克 ｜ 鈉590毫克

雞蛋

雞蛋是自行車騎士的良伴。若有人將雞蛋包裝起來，拿去自行車商品店與能量果膠和蛋白質粉一起販賣，鐵定會賺大錢。雞蛋雖小，卻含有完整蛋白質與更多營養成分，可謂無價之寶。

若不相信，不妨看看以下資訊：雞蛋含有人體所需的20種胺基酸；能有效補充體力；只有少數食物和雞蛋一樣具備天然維生素D與其他必需礦物質和維生素。套用自行車騎士所言：吃幾顆炒蛋，便能補充碳水化合物，使人精力充沛；長途騎行後，吃下3顆歐姆蛋，便能攝取足夠營養以修復肌肉。

幸運的是，幾年前，科學界對雞蛋的看法有了一百八十度的轉變。以前總認為，不要每天吃雞蛋，避免膽固醇與脂肪含量過高。然而，英國國家健保局（NHS）等醫療機構已經駁斥了這項理論。健康的成年人，每日攝取2-3顆雞蛋不會有問題。

真是太好了，因為雞蛋是製作三餐快速又簡便的選擇。顯而易見地，可以做成歐姆蛋、煎餅、炒蛋和水波蛋，亦可將雞蛋打入煮熟米飯做成充滿能量的點心，或是攜帶水煮蛋和蛋馬芬，以便騎車時補充體力。

盡量挑選有機散養雞蛋。無論你對籠養雞隻有何看法，但這種從沒曬過太陽的雞所孵出的蛋，絕對不會跟以昆蟲和植物為食的自由雞隻所產下的蛋有著同樣的品質。散養雞蛋的營養價值要高得多，飽滿的蛋黃風味也更好。

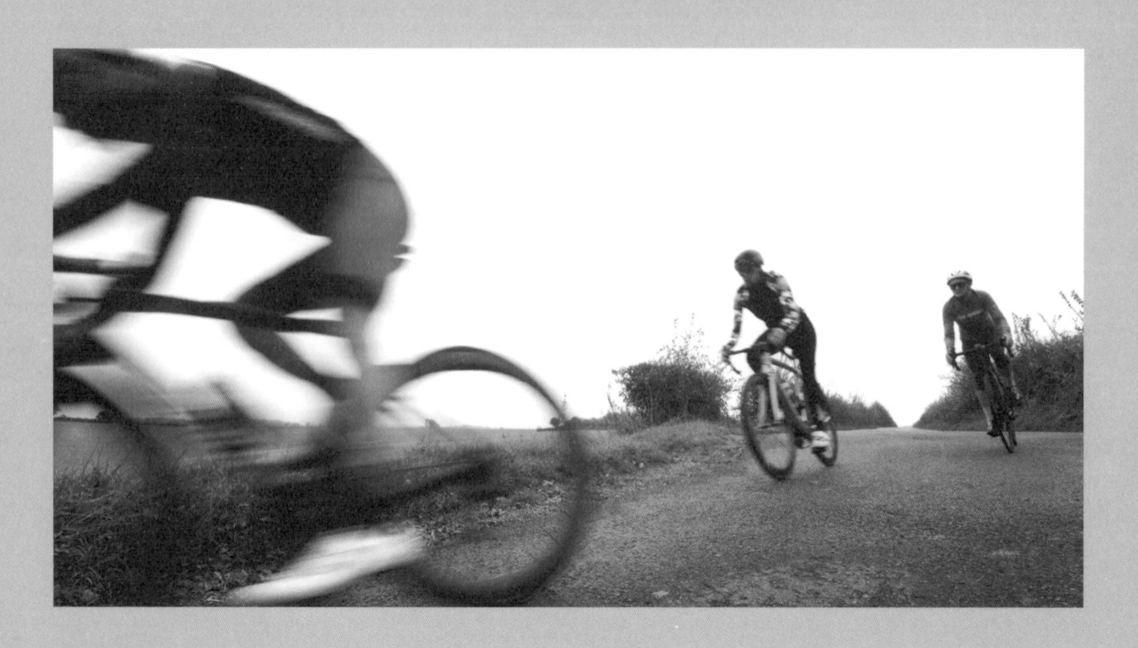

水波蛋與煙燻鮭魚佐南瓜子酪梨醬

這道餐點能滿足你一餐所有的營養需求，適合當作騎車後的午餐或是少量的晚餐

講究健康的餐廳必會提供酪梨水波蛋吐司，因為其包含碳水化合物、優質脂肪與蛋白質等所有食物群。我根據這點發明了這道食譜，添加了自己喜愛的南瓜籽，並加入煙燻鮭魚當作正餐。學會做出好的水波蛋是不可或缺的生活技能，請參照以下步驟。這道菜好吃的關鍵是雞蛋要新鮮……噢，當然還有一點烹飪技巧！

2份

1茶匙 海鹽

50毫升 白醋

1大顆 熟成酪梨，去皮去核

1湯匙 特級初榨橄欖油

1茶匙 檸檬汁／白葡萄酒醋

30克 南瓜籽

海鹽和現磨黑胡椒

4顆 散養雞蛋

4片 優質麵包，烤麵包用

100克 煙燻冷鮭魚片

每份營養：

755大卡 | 總碳水化合物51克 | 糖3克 | 脂肪46克
蛋白質38克 | 鈉158毫克

1. 取一個淺鍋將水燒開，水深約6公分。倒入海鹽和白醋，用小火煨煮。
2. 製作酪梨泥：將熟成酪梨肉倒入碗中，用叉子壓碎，拌入橄欖油、檸檬汁和南瓜籽，調味後備用。
3. 將雞蛋打入小碗，用叉子輕輕攪拌沸水形成漩渦。小心地將雞蛋倒入漩渦中心，煮3-4分鐘，至蛋白成形。目標是使蛋黃保持完整且能流動，可能需要幾次練習才能做好，因此每次做這道餐點時都可以練習。
4. 煮雞蛋的同時，將麵包烤好放在餐盤上。放上煙燻鮭魚和適量酪梨泥。待雞蛋煮熟後，用漏勺撈起來，放在煙燻鮭魚／酪梨泥上，撒上少許現磨黑胡椒。

鼠尾草風味抱子甘藍與煙燻火腿荷蘭歐姆蛋

這道餐點含有高蛋白質，非常適合短時間艱苦訓練後食用以恢復體力

荷蘭歐姆蛋？我曾到荷蘭參加比賽，結束後來到一家餐廳用餐。我當時很疲倦，沒有胃口，但看到將食材隨意組合的「抱子甘藍歐姆蛋」（Brussels sprout omelette），心想該嘗試一下。結果很恐怖，抱子甘藍煮過頭，中間卻是冷的。話雖如此，我回到家後調整了這道食譜，因為我喜歡抱子甘藍，其富含纖維與維生素C，炒過風味和質地都非常棒。這道菜搭配青花菜也非常美味，若想吃素，就別加火腿。

1份

100克 生抱子甘藍
1湯匙 橄欖油
海鹽和現磨黑胡椒粒
1小塊 無鹽奶油
3-4片 新鮮鼠尾草，切碎
3大顆 散養雞蛋
1湯匙 牛奶
50克 煙燻火腿
大份綠葉沙拉

1. 將抱子甘藍修整後切碎，於不沾鍋加熱橄欖油，放入抱子甘藍，用中火炒3-4分鐘，至呈金黃色。調味後加入奶油和切碎的鼠尾草。把火調小，準備雞蛋。
2. 於碗中拌勻雞蛋與牛奶。將火腿切成薄片，加入雞蛋混合，適當調味。
3. 將不沾鍋調成大火，待抱子甘藍嘶嘶作響時，倒入雞蛋與火腿混合物，並一直翻動至雞蛋變硬。將火調小，繼續煮2分鐘。用鍋鏟將食材對折，輕輕倒在預熱的餐盤內。搭配大份綠葉沙拉享用。

每份營養：

529大卡 | 總碳水化合物11克 | 糖4克 | 脂肪37克
蛋白質38克 | 鈉672毫克

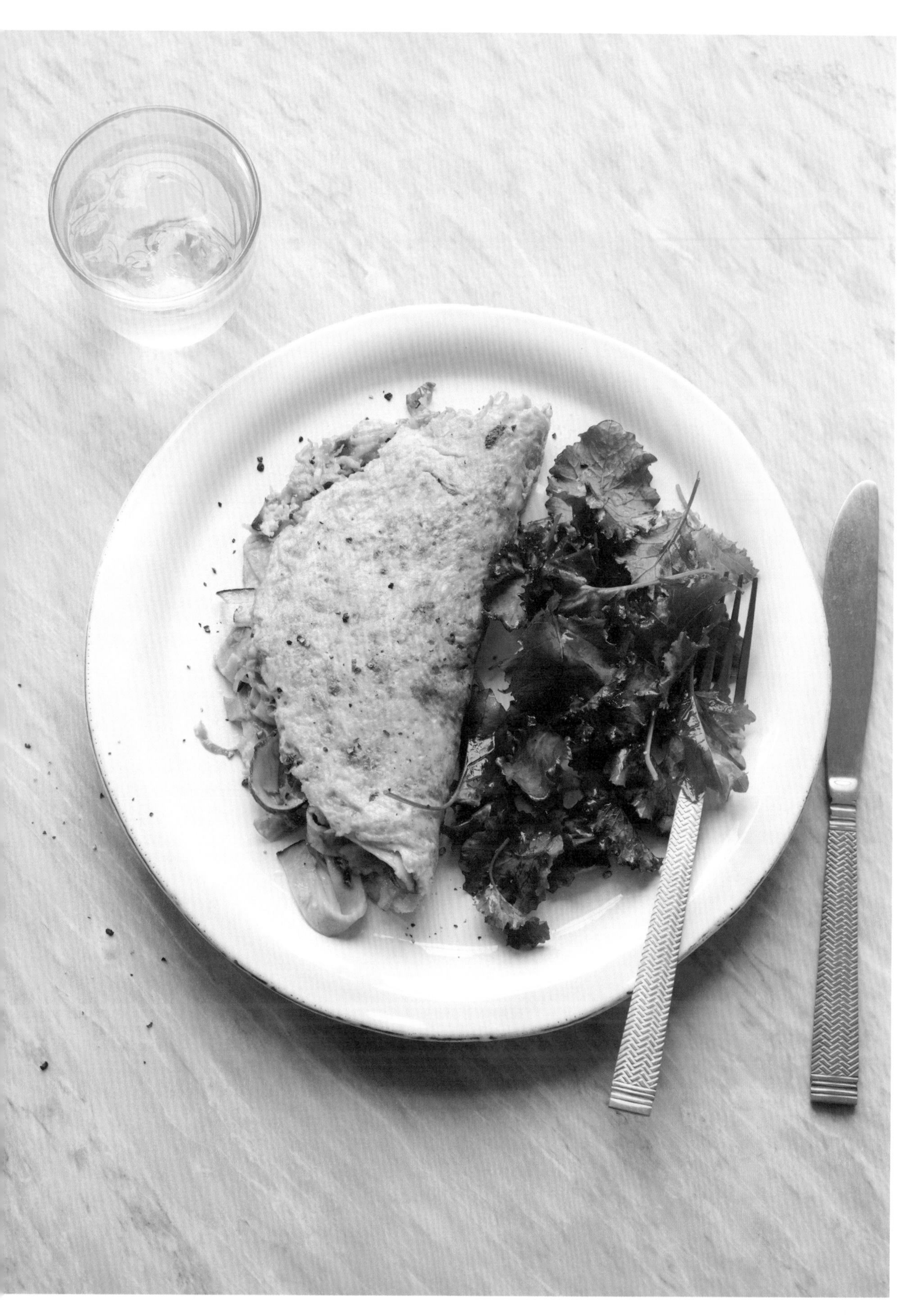

烤肉醬甘薯義大利烘蛋

在艱苦訓練日前試試這道富含複合式碳水化合物與蛋白質的飽足餐點。剩餘的份（不太可能會剩！）適合用於補充體力

這道義大利烘蛋（frittata）的食材非常簡單，可事前輕鬆做好，加熱後也很好吃。突發奇想時，不妨於煮甘薯時加入煙燻培根或西班牙辣香腸，將是另一種風味境界。若沒有好的BBQ香料粉，可改用優質的紐奧良肯瓊香料粉，應該比較容易買到。你應該可以用不沾黏烤盤輕鬆完成這道餐點。

製作**2-3**份

2湯匙　橄欖油

600克　甘薯，去皮切塊

2茶匙　BBQ香料粉

海鹽和現磨黑胡椒

8大顆　散養雞蛋

每份營養：

479大卡 ｜ 總碳水化合物43克 ｜ 糖9克 ｜ 脂肪24克
蛋白質23克 ｜ 鈉425毫克

1. 將烤箱預熱至200° C／瓦斯6。
2. 將大型不沾鍋（可烘烤帶柄的尤佳）置於中火上方，加熱橄欖油，放入甘薯和BBQ香料粉，調味，煮3-4分鐘，至甘薯呈金黃色。
3. 將鍋子放入烤箱中央烘烤10分鐘，至甘薯完全烤熟。試吃一些甘薯，口感要是軟嫩的。
4. 將雞蛋打入碗中攪拌，調味後淋在甘薯上方。放入烤箱烘烤10-12分鐘。取出靜置冷卻5分鐘，待成形後切塊即可享用！這道菜非常適合搭配大份綠葉沙拉。

墨西哥鄉村蛋餅 Huevos rancheros

這道餐點熱量頗高，但不必擔心，裡頭仍有許多優質蛋白質與碳水化合物

我很喜歡這道簡單的單鍋料理——看著上頭擺著精美的煎蛋就令人食指大動！辛苦騎完車後若有點疲累，食用這道料理便會倍感舒適。

2份

120克 煙燻西班牙香腸
1大顆 紫洋蔥，去皮切片
1條 綠色辣椒，去籽切細絲
200克 煮熟迷你小馬鈴薯
4顆 中型散養雞蛋
海鹽和現磨黑胡椒
2根 青蔥，切片
少許 煙燻紅椒粉

每份營養：

549大卡 | 總碳水化合物28克 | 糖5克
脂肪35克 | 蛋白質31克 | 鈉2181毫克

1. 將香腸切塊，和洋蔥片與辣椒一同倒入大型不沾鍋，用中小火炒6-8分鐘。香腸會釋出脂肪，不必額外添加油。
2. 加入馬鈴薯（若喜歡，可以先切丁），用中火繼續炒3-4分鐘，至馬鈴薯呈金黃色。
3. 將雞蛋打入鍋中，用小火煎4分鐘，至雞蛋變熟為止。（亦可使用設定中火的烤架，但要確保香腸與馬鈴薯均勻分佈於鍋底，才能將雞蛋烤熟。）
4. 調味後撒上青蔥與煙燻紅椒粉即可。

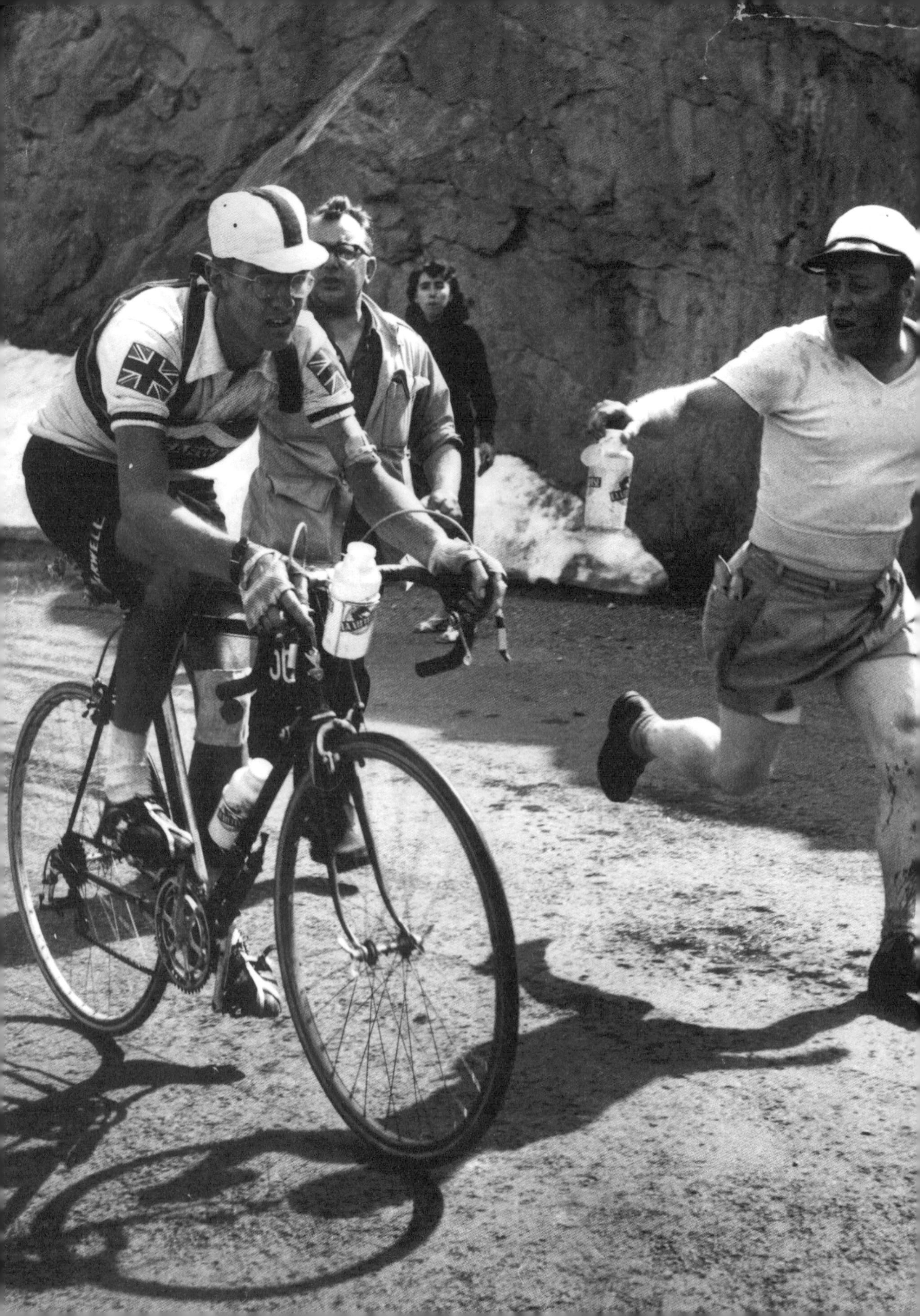

營養和忙碌的生活

別老想著吃烤麵包或外賣。渴望騎車的人經常礙於時間有限而犧牲食物與營養，但適當補充營養與訓練是同等重要的。

你的生活很忙碌，我也是！我認為若你下定決心決定騎車折磨自己，只為了追求快感，你也該具有足夠的意志攝取營養的食物。你也許會因為工作、家庭和社交生活而受到干擾，或礙於組織不嚴謹與生活困境造成心理反應（包括飢餓和心碎）。這些問題都可以透過充分準備與些許自律來克服。

英國車手鮑勃·梅特蘭（Bob Maitland）於1955年環法自行車賽上接受補給。礙於生活壓力與干擾，有時會很難遵循營養計畫，但只要做好準備和拿出毅力，便可堅持下去。

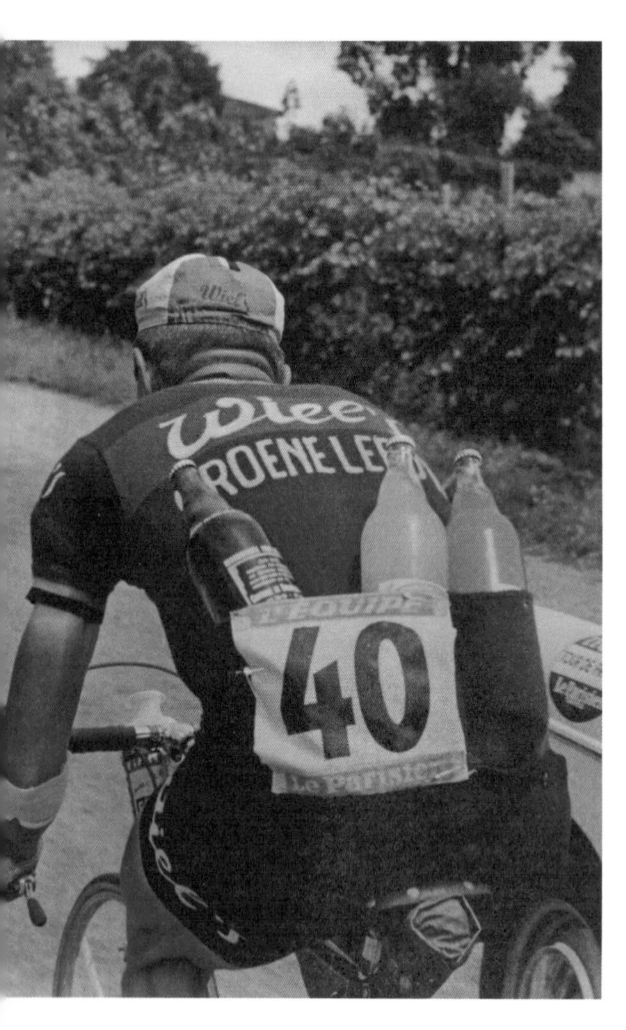

比利時自行車手勒內．凡．米嫩（René Van Meenen）於1963年環法自行車賽期間攜帶飲料。騎車時要補充營養不方便，最好自備食物以控制飲食。

短期計畫是關鍵。我們通常會知道自己下週要做什麼，所以能衡量需要買哪些東西。購物可能是件苦差事，但在家裡準備對的食物是避免接觸加工或垃圾食品的最好辦法。多數儲存的食材（頁31）可透網路購買送貨到府，或是每週到超市採買，但要更頻繁添購新鮮食物。

你還需要安排時間準備餐點。早餐的食材可提前準備，水果與堅果也能先分裝至小袋子。騎完車別忘了補充營養：練騎後可能會不想做飯和進食，所以要事先準備開胃的食物。可以預煮好大量餐點，分裝至容器，放入冷藏或冷凍保存，但要避免重複食材。替換豆類與穀物、交替使用肉類，雞肉與魚類，嘗試各種香草和香料——維持多樣性，餐點才不會太無聊。

善用科技，享受當二十一世紀運動員的好處。有了慢燉鍋、烤箱定時器（oven timer）與微波烤爐，意味著無論是辛苦騎完自行車或賣力工作一整天，將隨時有餐點可吃。電鍋非常方便（亦可烹煮藜麥與其他穀物）。果昔調理機（smoothie blender）不僅能在幾分鐘內打出營養的餐點，也能快速製作湯品與醬汁。最後，保冷袋與保溫瓶可使食物保鮮或湯品保溫，無論是要帶午餐上班或出門在外時要吃點東西，都非常好用。

儘管自備食物是控制飲食的最佳方法，但有時候並不可行，所以仔細規劃該如何進食。街上販售的三明治和披薩都缺乏營養，最好去自營的小餐廳購買自製餐點，或是光顧壽司店與麵店。亦可前往住家附近超市，買些壽司、小瓶果汁／果昔、新鮮水果與堅果棒，通常都能有不錯的價格。

人都有弱點，要瞭解並準備好正面迎接它們。我出外旅行時會在車上放點米餅、自製能量棒、水果乾和堅果，這樣才不會去吃垃圾食品。使用手機或手錶的鬧鐘提醒自己去購物、做飯，甚至吃東西！務必預備一些食物，免得累到無法煮飯而餓肚子。當你犯了錯，不要苛責自己。晚上去餐廳吃咖哩、多吃了巧克力或是叫外賣，皆是人之常情。事過境遷，接受並重新開始，不要過度訓練或少吃一餐來彌補。只要專心於遵循飲食計畫即可。

騎完車別忘了補充營養：
練騎後可能會不想做飯和進食，
所以要事先準備開胃的食物。

生活規則

- 飲食計畫與訓練計畫同等重要，請堅持下去。
- 規劃餐點與零食並按照計畫購物。
- 盡量挪出時間提前準備餐食。
- 讓自己有時間吃飯與享受餐點；不要囫圇吞棗，或因為匆忙而無法將食物吃完。
- 善用慢燉鍋、微波爐、電鍋和果昔調理機準備餐點，並用保冷袋與保溫瓶保存外出要吃的食物。
- 瞭解自己的弱點並正視它們。免不了會想吃炸馬鈴薯片、巧克力及喝酒，但要懂得節制。若克制不了，可考慮尋求醫生或持有執照的運動營養學家／營養師的協助。
- 將旅行納入飲食計畫的考量。準備長途旅行要吃的零食與餐點，或想好在哪裡用餐。

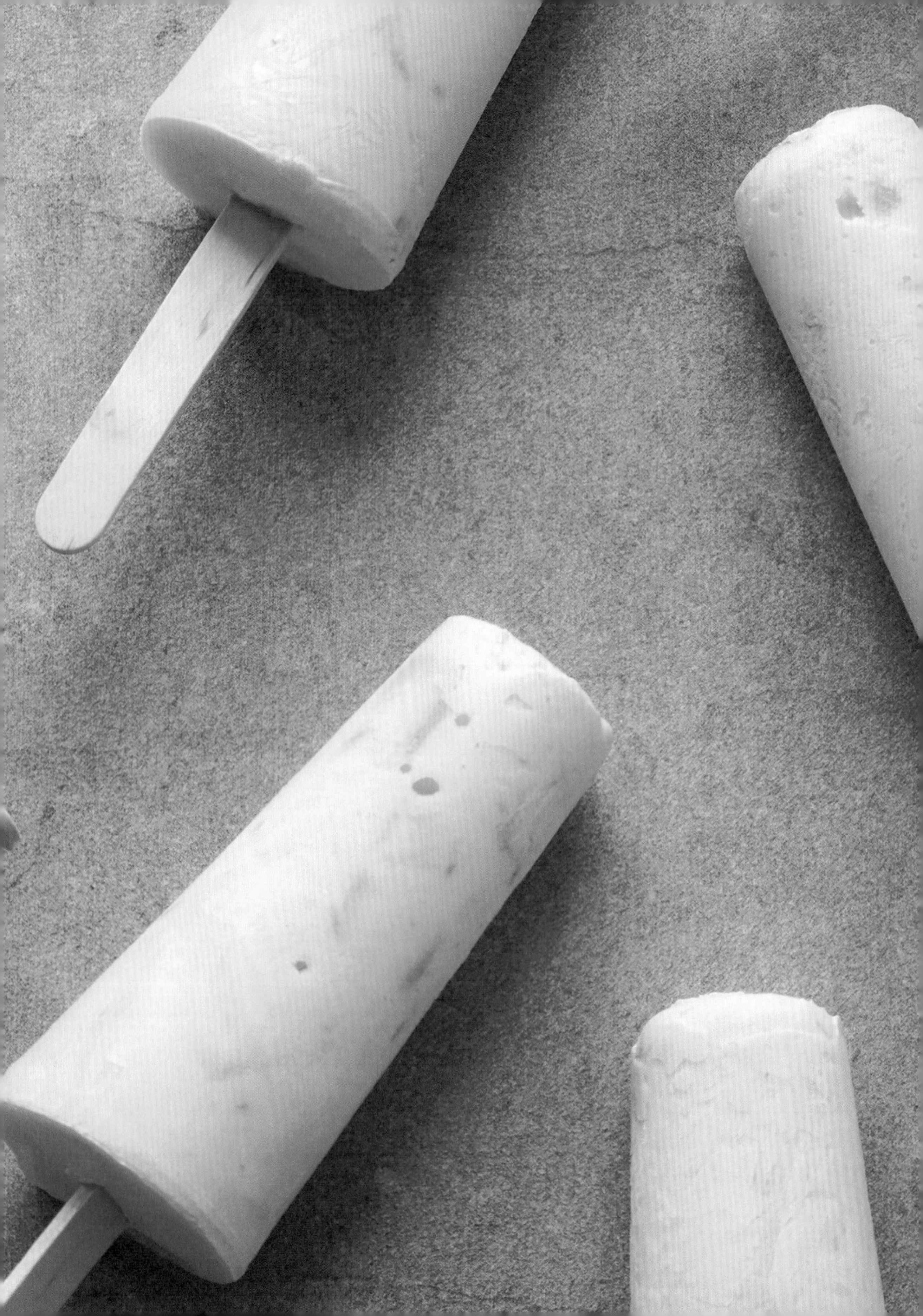

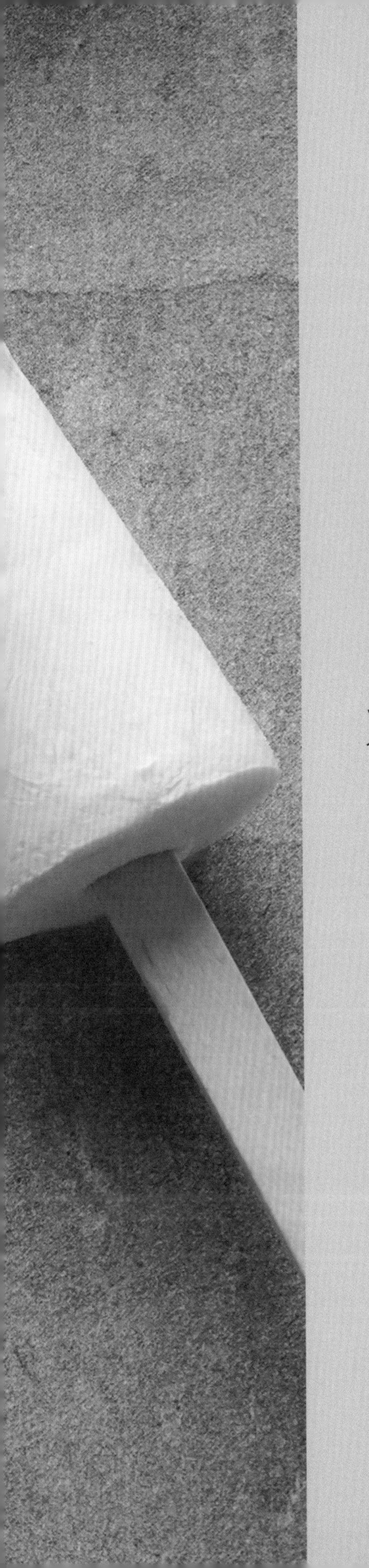

果昔和零食

傳統的一日三餐無法滿足耐力型運動員在補充營養與恢復體力上的需求。幸好有果昔、能量棒與香蕉蛋糕可以果腹。

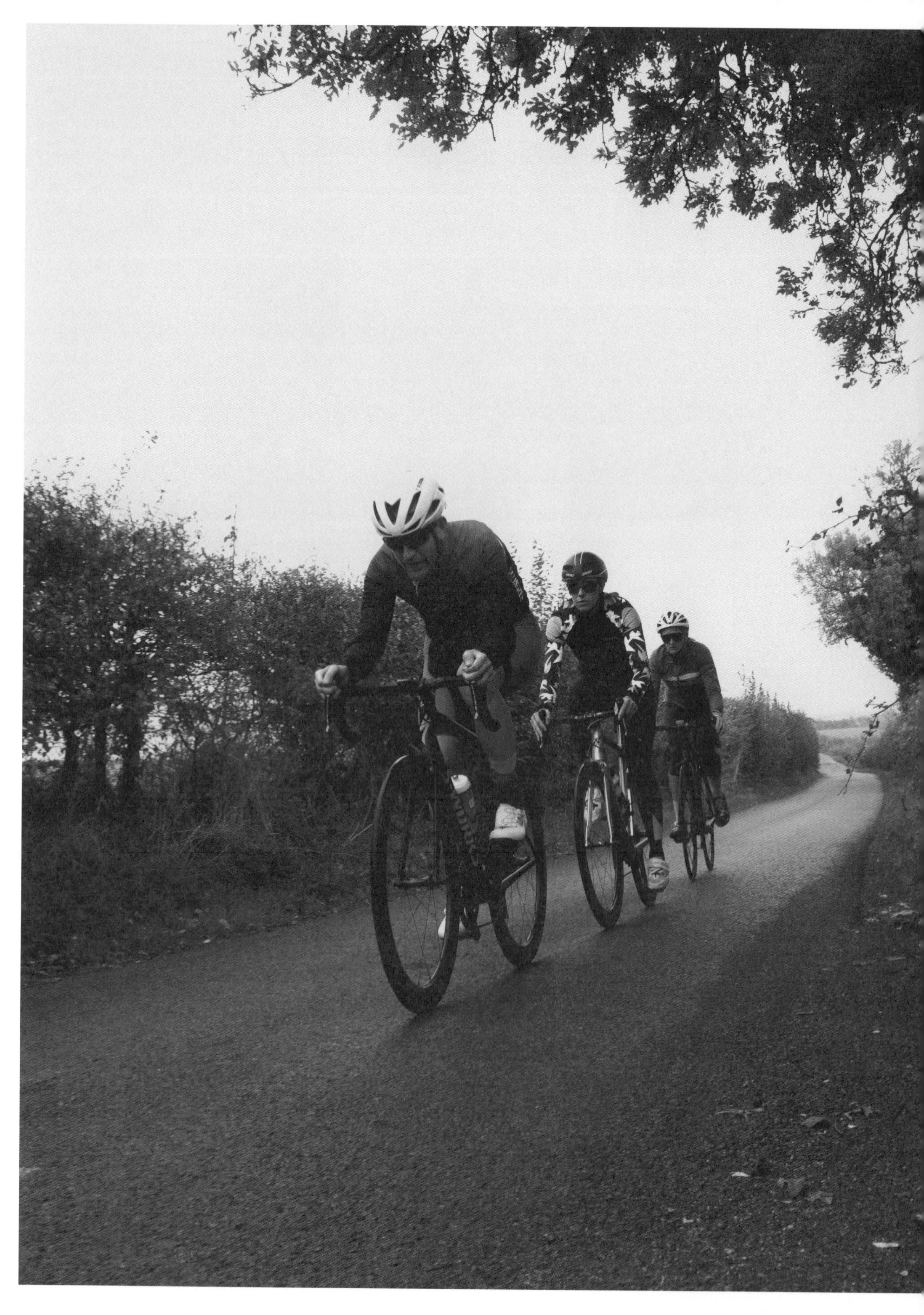

果昔已成為二十一世紀運動員的首選便利餐點。只要將水果與蔬菜放入果汁機或果昔調理機，便可迅速將食材打成光滑的果昔，簡單又美味。

人不能光吃果昔，但在訓練量不大的日子，可以吃果昔搭配藍莓、優格與蜂蜜當作便餐；或是混合牛奶、香蕉與漿果，可於賽前補充能量；騎完車後，喝點用花生醬與可可作為基底的飲品，便可恢復體力。

有人用果昔當作攝取水果與蔬菜的主要方式。將羽衣甘藍、青花菜、葉用甜菜（chard）、菠菜和芹菜等蔬菜搭配芒果、鳳梨、柳橙、酪梨與多數水果，便成了可口的果昔。維持2杯蔬菜、3杯水果與2杯液體（可嘗試杏仁奶或椰漿等乳製品替代物）的比例，打出來的成品應該是適合飲用的。我喜歡加點冰塊，讓果昔保持清涼的狀態——刀片摩擦時會產生熱，應該沒有人想喝熱的果昔。

若仍然覺得料不夠，可隨時添加其他食材。奇亞籽、大麻籽或亞麻籽，以及杏仁或核桃，可增加大量Omega-3攝取量，並作為維生素與礦物質的來源。若剛完成長時間的艱苦騎行，或是正處於競賽的中途階段，不妨加點乳清蛋白或類似的蛋白質粉末來恢復體力。

果昔方便、營養豐富且容易攜帶，它有什麼壞處？嗯，果昔有時會因含有過多的糖（來自於果糖）而給人負面的形象，但老實說，若把果昔當作均衡飲食的一環，沒有什麼好挑剔的。如果擔心含糖量過多，就挑選低糖的水果，如冷凍漿果、奇異果或酪梨，並且少加點香蕉、芒果和鳳梨。

將羽衣甘藍、青花菜、葉用甜菜、菠菜和芹菜等蔬菜搭配芒果、鳳梨、柳橙、酪梨與多數水果，便成了可口的果昔。

熱帶水果與酪梨果昔

這道果昔可以替代正餐：椰漿與酪梨質地豐富，增添了另一層口感

當時間有限，或是想吃點容易消化且營養豐富的「餐點」（好比騎車前幾小時），就可以嘗試這道果昔。假使想要大量補充熱量，可使用常見的罐裝椰漿。

2份

2顆 中等熟成酪梨

400毫升 淡椰漿／椰子豆漿

250毫升 鳳梨汁

100克 新鮮／冷凍芒果

2顆 蘋果，帶皮、去核切碎

1大根 香蕉，去皮

1/4顆 新鮮鳳梨

1顆 萊姆汁

數顆 冰塊

1. 將冰塊以外的食材放入果昔調理機／果汁機，快速打至光滑。加入冰塊後儘快享用！

每份營養：

665大卡 ｜ 總碳水化合物88.5克
糖60克 ｜ 脂肪34克
蛋白質7克 ｜ 鈉1400毫克

香醇金黃果昔

這道日光果昔可抗發炎，伴隨的薑味則可讓人甦醒

使人充滿活力迎接嶄新一天的美味果昔！含豐富維生素C與生薑幫助消化，足以使免疫系統維持在最佳狀態。若有新鮮的薑黃，請拿來使用。

2份

250毫升 胡蘿蔔汁

250毫升 鳳梨汁

100克 鳳梨

1根 熟成香蕉，去皮

約15克 新鮮生薑，去皮

20克 腰果／1湯匙 腰果醬

1湯匙 麥蘆卡蜂蜜

1小撮 薑黃

半顆 萊姆汁

數顆 冰塊

每份營養：

270大卡 ｜ 總碳水化合物55克

糖38克 ｜ 脂肪5克

蛋白質4克 ｜ 鈉1300毫克

1. 將冰塊以外的食材放入果昔調理機／果汁機，快速打至光滑。加入冰塊後儘快享用！

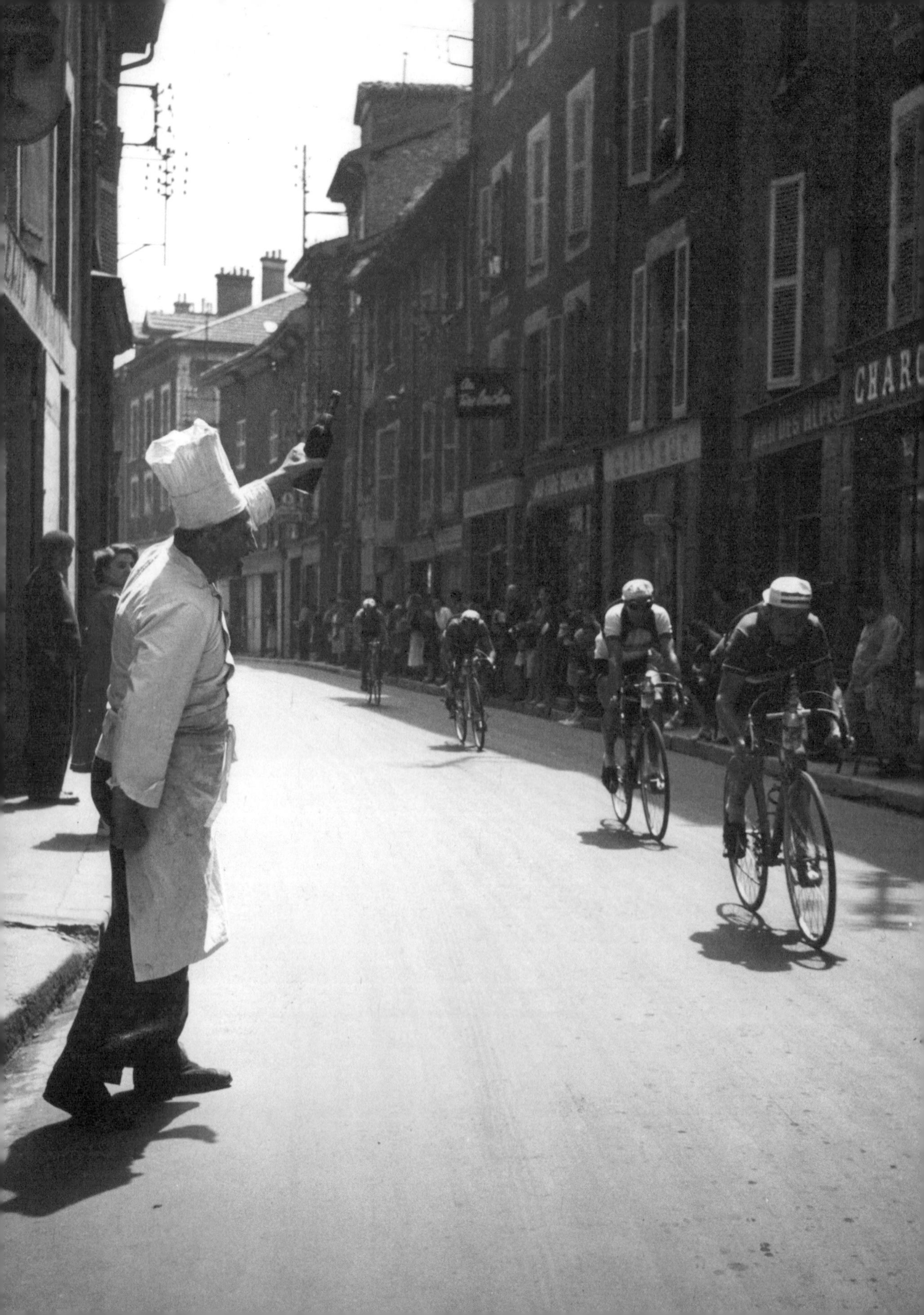
CHARC

何時進食，該吃什麼

運動員攝取的食物不僅會影響短期表現，還會影響長期的健康。在對的時間吃對食物非常重要。

你是運動能力很強的人，知道如何吃得健康——攝取大量新鮮水果與蔬菜、控制碳水化合物，盡量少吃糖和飽和脂肪。你的醫生會很高興你能做到這點。但你也是個耐力運動員，會有特殊與偶爾互相矛盾的飲食需求。沒錯，你要吃得好，還得在特定時間吃特定的食物。噢，別忘了你也是個普通人，擁有自行車以外的世界——家庭、工作和朋友，並隨時面臨著日常生活的壓力與誘惑。話雖如此，無論如何你都必須兼顧一切。

1951年環法自行車賽中，一位廚師為騎過餐廳前的選手歡呼。想成為成功的耐力型運動員，就得吃得好，但還要在特定時間吃特定的食物。

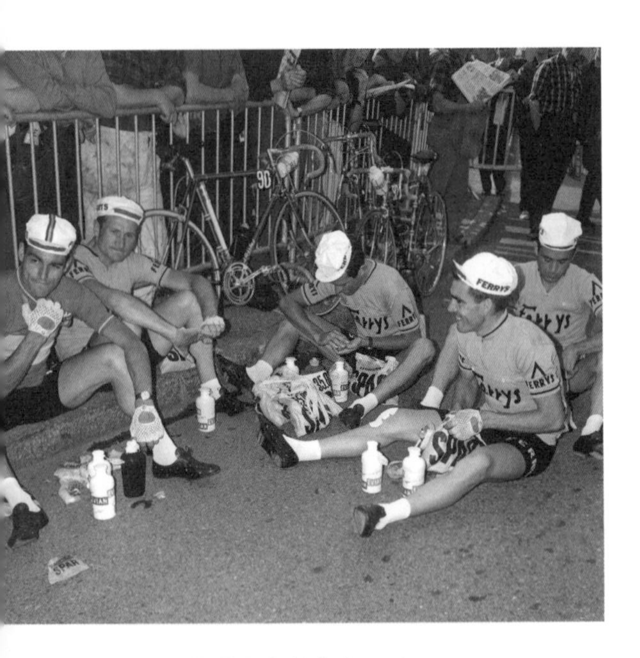

1964年的環法自行車賽，西班牙公路自行車隊「菲力」（Ferrys）的安東尼奧·伯特蘭（Antonio Bertran）、薩爾瓦多·翁魯比亞（Salvador Honrubia）和費爾南多·曼薩內（Fernando Manzaneque）坐在路邊休息吃東西。在騎車或停下來休息的過程中，就要補充水分與攝取碳水化合物、蛋白質和電解質。

老實說，這並不困難。吃好的新鮮食物是最基本的，只要稍微調整，就能滿足你的身體需求。自行車騎士是不正常的人（從許多方面來說！）。若將每週騎自行車8-20小時的車手與長期久坐的人相比較，就會知道車手消耗更多的能量，需要更多的食物來維持健康，更別說還要提升訓練績效。因此，我們必須探討如何讓你保持身體健壯，如何在騎車時補充體力，而且同樣重要的是，如何在將身體推向極限後補充其所需的營養。

你會發現，在不騎車或進行低強度騎行的時候，可以依照傳統一天吃三餐。這些日子的飲食也很重要，只要飲食適當，便能攝取必需的碳水化合物、蛋白質和脂肪來產生能量與修復肌肉，同時吸收維生素與礦物質保持健康並增強免疫系統。

早餐（頁41）可吃些燕麥、烤吐司或雞蛋來獲取緩慢釋放的碳水化合物，雞蛋同時是蛋白質的重要來源。午餐可以吃義大利麵、米飯或小的貝果搭配魚肉／雞肉（火雞肉也不錯），以及酪梨等富含天然脂肪的食物。簡單的晚餐可吃蔬菜搭配肉類、魚類或豆類。若想吃零食，不妨吃點堅果與水果乾（別吃太多，因為熱量很高），絕對不要吃含糖的加工餅乾與甜食。

在艱苦訓練或比賽的日子，事情就會變得有點複雜。你需要在長途騎車的2-3小時前吃點緩慢釋放的複合式碳水化合物，如全麥麵食或糙米飯。若需要工作，請提前準備三明治或一些預煮食物。不必吃很多義大利麵，足夠即可。然而。在騎車前約30分鐘要吃一根香蕉等快速釋放的碳水化合物，藉以儲存體力。

長途騎車時，要邊騎邊吃東西來補充體力。本書於154頁-159頁討論過這點，因此直接跳至騎車後的階段。運動過後，肌肉處理與儲存營養的能力會增強，所以當你正在騎車或停下來休息時，就要補充水分與攝取碳水化合物、蛋白質和電解質。果昔（頁142）可能是最容易的方式。然而，別等太久才吃固體食物。雞肉、雞蛋或扁豆可以提供珍貴的蛋白質來修復損傷的肌肉，而全麥、米飯與蔬菜則有助於補足肝糖存量。

最後，賽前出外用餐時要多加留意。某位智者曾說：「永遠別讓廚師靠近你的女友，或讓他待在你的車子或廚房裡，因為很有可能他們再也不會和先前一樣了。」餐廳的食物之所以美味，是由於廚師將大量的鹽、奶油、鮮奶油與起司入菜。這些餐點的蛋白質與碳水化合物，在質量上可能落差很大，很可能還含有過高的熱量與大量的脂肪。別讓自負的廚師（廚師都很自負！）毀了你重要的賽事。自行車手在比賽表現不佳，往往是因為比賽前一天晚上吃了不好的食物。

若在賽前真的需要出外用餐，要謹慎挑選已知與認可的安全食物。將實驗性的料理，保留到比賽之後！

飲食規則

- 食用真正的食物。人體能最有效吸收全食物（wholefood，原型食物），無論是肉類、魚類、水果、蔬菜或穀物。
- 適當飲食。攝取與訓練負荷量相對應的食物以補充體力。
- 攝取蛋白質，每公斤體重每日約1.5-2克，藉以修復肌肉。堅果、牛奶、橄欖油、酪梨、魚類，甚至是含少量脂肪的紅肉，都能提供各種天然的飽和與不飽和脂肪。
- 自行車騎士需要糖，而水果中的天然糖分是均衡飲食不可或缺的要素。盡量使用蜂蜜或楓糖代替精製的白糖。絕對不要碰任何含有假糖的食物或飲料，寧可吃全糖食物或飲料，以此戒掉假糖。
- 抽空吃點零食。練騎時無法總是配合進餐時間，要吃點能量棒、馬芬、堅果與漿果。（頁154）
- 起司很棒，乃是天賜美味！將帕馬森起司或格拉娜．帕達諾起司（Grana Padano）磨碎後灑在餐點上，不僅美味可口，熱量也很低。
- 喝杯啤酒或葡萄酒可能會使人放鬆心情，但喝酒只攝取熱量沒有營養，不會變得更健康或騎得更快！
- 白開水是人體最重要的營養素。不要小看它，整天要隨時喝水，騎完車後也要立即補充水分。

假糖（fake sugar）
應指代糖或人工甜味劑

堅果舒緩果昔

在我看來，這是一款有助於恢復體力的終極蛋白質果昔，是家中必備的飲品

牛奶、燕麥、堅果、香蕉和蜂蜜……大功告成！做法簡單、營養豐富、美味且容易消化，於騎車後享用，絕對不會錯。乳清蛋白質是一種補充品，可增加整體蛋白質攝取量，同時提供必需胺基酸以促進肌肉生長和修復。務必留意產品是否有「Informed-Sport」認證標章，對於競賽型車手而言至關重要，能確保蛋白質粉未被可能導致藥檢呈陽性反應的其他補充品污染。

2份

500毫升 牛奶／無糖杏仁奶
20克 無麩質燕麥
20克 巴西堅果
1茶匙 肉桂粉
2湯匙 杏仁醬／花生醬
20克 蜂蜜
1根 熟成香蕉，去皮
50克 乳清蛋白粉
數顆 冰塊

每份營養：

518大卡 ｜ 總碳水化合物43克
糖28克 ｜ 脂肪23克
蛋白質35克 ｜ 鈉40毫克

1. 將冰塊以外的食材放入果昔調理機／果汁機，快速打至光滑。加入冰塊後儘快享用！

「Informed-Sport」認證標章
有此標誌的產品已通過「逐批抽樣檢驗測試」，不含運動禁用物質。

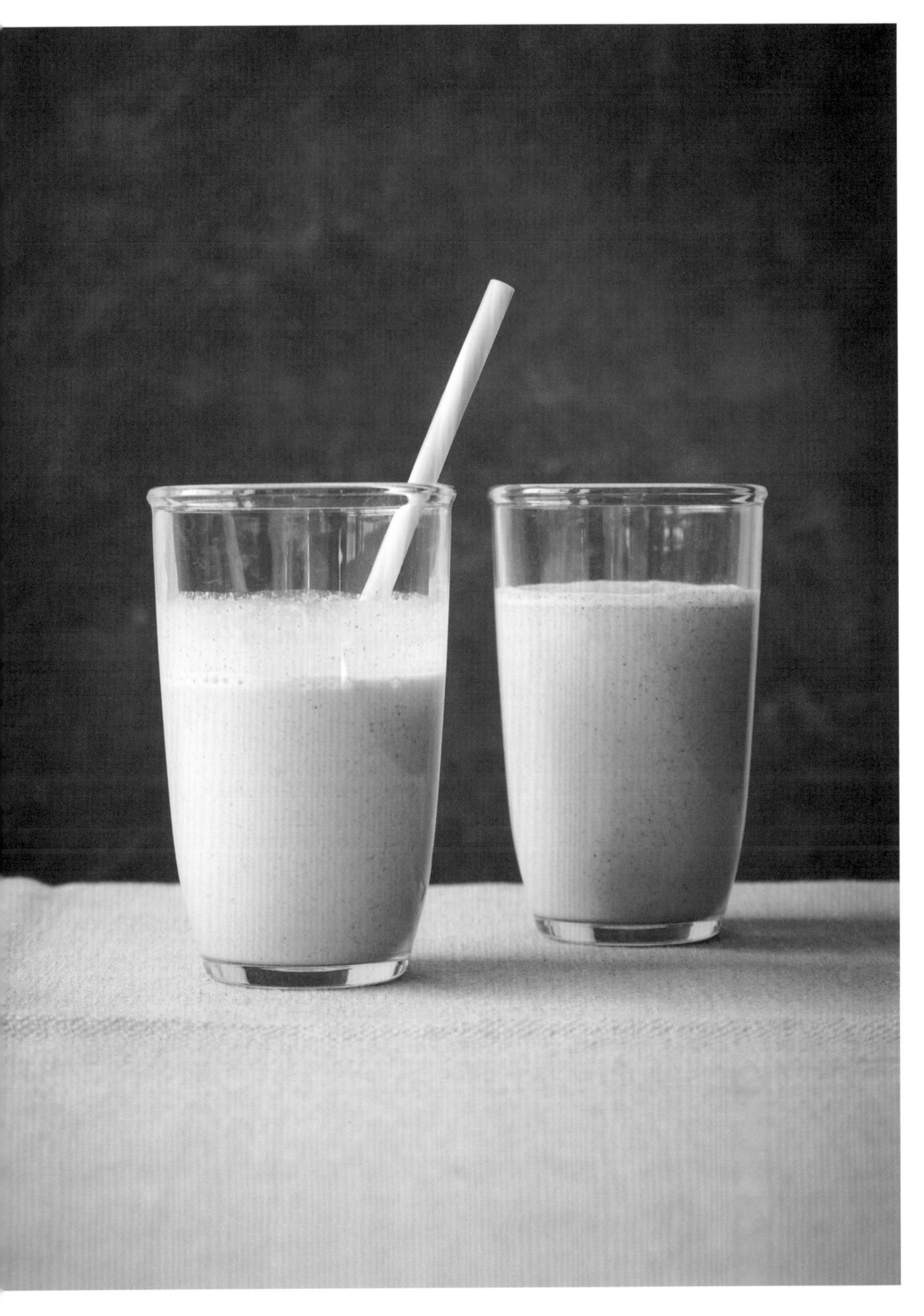

硝酸鹽大補帖果昔

甜菜根汁經證實富含硝酸鹽，能增加體內輸送到血液的氧氣

除去營養價值不談，甜菜根汁光憑其風味便可擠上美味果汁的榜單！加入冷凍藍莓與濃縮櫻桃汁，將變得更美味。搭配些許蘋果汁與希臘優格，將使整體更完美。

2份

300毫升 甜菜根汁
300毫升 蘋果汁
2顆 蘋果，去核切塊
200克 冷凍藍莓／綜合漿果
2根 熟成香蕉，去皮
2湯匙 希臘優格
1湯匙 奇亞籽
1湯匙 濃縮櫻桃汁
數顆 冰塊

1. 將冰塊以外的食材放入果昔調理機／果汁機，快速打至光滑。加入冰塊後儘快享用！

每份營養：

453大卡 ｜ 總碳水化合物100克
糖65克 ｜ 脂肪4克
蛋白質7克 ｜ 鈉800毫克

超級鮮綠果昔

起床後喝一杯精力充沛！若礙於某種原因無法攝取大量蔬果，這道飲品正適合你

我們總想嘗試在每頓主餐中加入蔬菜。然而，我知道自行車騎士需要在工作、家庭與訓練間取得平衡，很難在有限的時間內兼顧飲食，因此正好藉由這道果昔輕鬆攝取綠色蔬菜的營養。可加入一顆酪梨，使口感更豐富綿密與攝取更多熱量。若事前做好果昔，食用前加點碎冰塊，會更冰涼爽口。

2-3份

400毫升 蘋果汁
4顆 奇異果，帶皮
40顆 無籽綠色葡萄
2根 熟成香蕉，去皮
2顆 青蘋果，去皮去核
少量 新鮮菠菜
少量 新鮮羽衣甘藍
1湯匙 亞麻籽
數顆 冰塊

1. 將冰塊以外的食材放入果昔調理機／果汁機，快速打至光滑。加入冰塊後儘快享用！

每份營養：

324大卡 | 總碳水化合物73克
糖42克 | 脂肪2克
蛋白質3克 | 鈉105毫克

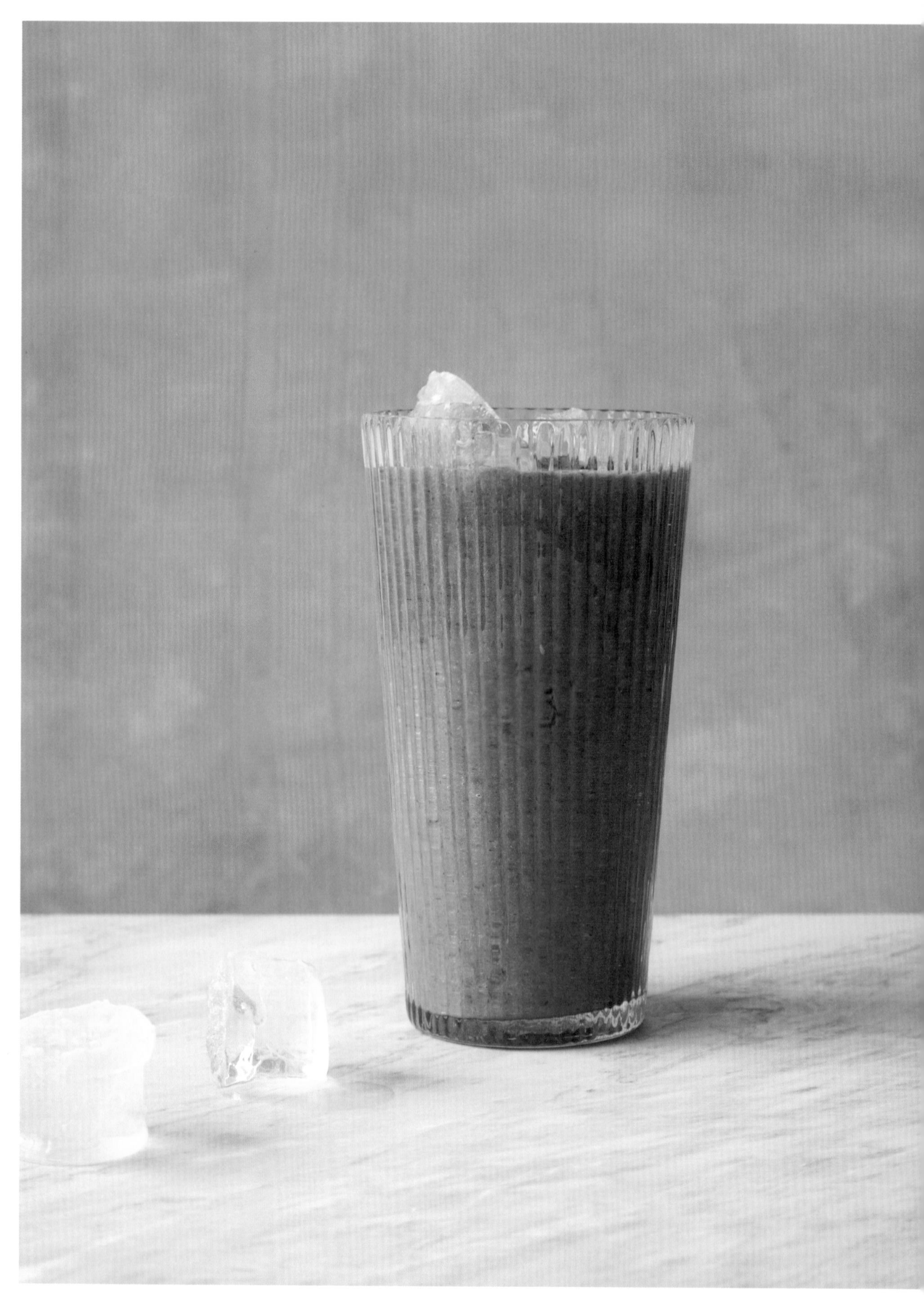

瑪卡抹茶果昔

有益健康，營養多多！

瑪卡（maca）富含抗氧化劑、礦物質與維生素B群，也是純素食者攝取鐵的良好來源。每茶匙瑪卡粉可提供百分之十的每日鐵需求量。抹茶能促進新陳代謝，讓人心情愉快及集中注意力。其所含的抗氧化物是綠茶的十倍（大家都知道，綠茶的味道和草一樣！）

1大份營養豐富的果昔

250毫升 杏仁奶
2茶匙 瑪卡粉
1茶匙 抹茶粉
1茶匙 亞麻籽
1撮 肉桂粉
2顆 椰棗（Medjool date）
1根 熟成香蕉，去皮
1把 菠菜
1湯匙 杏仁醬
數顆 冰塊

1. 將冰塊以外的食材放入果昔調理機／果汁機，快速打至光滑。加入冰塊後儘快享用！

每份營養：

478大卡 ｜ 總碳水化合物88克
糖59克 ｜ 脂肪13克
蛋白質13克 ｜ 鈉25毫克

像專業選手一樣吃零食

談到吃零食，總讓人有負面的觀感。總有人警告別在正餐之間吃零食，還有旅途期間猛吃巧克力棒與小包馬鈴薯片也會讓人感到內疚。確實，許多車手成績不佳是因為零食造成的：即便正餐吃得很營養，也可能因為在正餐之間吃了次優的食物而前功盡棄。然而，只要規劃妥當，還是能吃點零食。營養計畫可以納入果昔、一把種籽與水果乾、烘烤鷹嘴豆，甚至是午後吃的貝果。

人偶爾還是會想吃零食，最好的辦法是自製健康的零食。此處列出的食譜適合在半晌午體力下降時、或是傍晚騎車前2-3小時食用以補充體力，亦可搭配希臘優格當作健康的甜點。

實際騎自行車時替「身體加油」也很重要。一小時內的騎行，不必隨身攜帶食物。然而，若要長途騎行或是會大量消耗肝糖（肌肉燃料）的類型，就需要在途中吃點東西。若有時間到市面上購買許多零食，也有空間能攝取這類食物，何不試著自製零食呢？你可以趁每週休息空檔自製一次零食，非常簡單。自製的零食是真正的食物，你知道裡面實際有些什麼，而且比市售的能量棒更便宜！

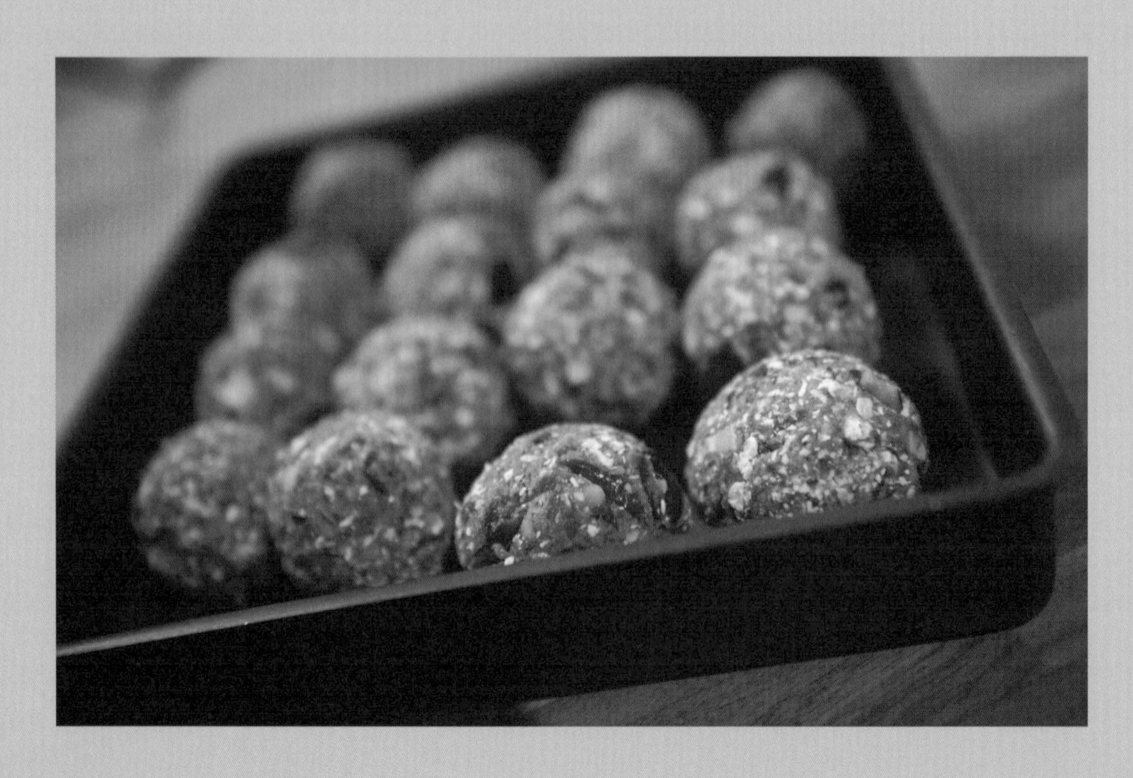

苦巧克力甜薯布朗尼

甘薯是維生素A的豐富來源，其膳食纖維含量是馬鈴薯的兩倍

我把兩種最喜歡的食材融為一體！眾所周知，高可可含量的巧克力對健康非常有益。同時，有趣的事實是：以植物學角度而言，甘薯屬於「旋花科」（Morning Glory），而它越來越好用……。

20份大型布朗尼

1湯匙 椰子油
450克 甘薯，去皮切丁
2茶匙 肉桂粉
喜馬拉雅鹽和現磨黑胡椒
50克 麥蘆卡蜂蜜
180克 無鹽奶油，切塊
200克 巧克力（含70%可可固質含量），融化
50克 紅糖
4大顆 雞蛋
200克 中筋麵粉
1茶匙 泡打粉
1湯匙 可可粉
100克 核桃
1湯匙 奇亞籽
植物油／橄欖油噴霧

1. 將椰子油倒入不沾黏炒鍋稍微加熱。加入甘薯丁、肉桂粉和調味料，用中火炒至甘薯上色軟化（約6-8分鐘）。拌入蜂蜜，靜置冷卻10分鐘。
2. 將甘薯倒入食物調理機，緩慢加入奶油、融化巧克力與紅糖，攪打60秒後加入雞蛋。
3. 接著混入麵粉、泡打粉和可可粉：確保麵粉混合均勻。最後拌入核桃和奇亞籽。避免過度攪拌，以保有堅果的口感。
4. 將烤箱預熱至180° C／瓦斯 4。將麵糊均勻倒入不沾黏烤盤（內襯防油紙並噴上一點油），烘烤20分鐘。靜置冷卻至少15分鐘（若可以忍住嘴饞）後切塊。放涼後，放入密閉容器可保存至多一週。

每份營養：

257大卡 ｜ 總碳水化合物22克 ｜ 糖8克
脂肪17克 ｜ 蛋白質5克 ｜ 鈉52毫克

溫酪梨巧克力開心果餅乾

健康的餅乾正夯！騎車時來一塊，隨時補充精力

這些餅乾最好趁熱吃，搭配天然優格更是美味的甜點。參照這份食譜將做出許多餅乾，我建議將半份的麵團冷藏，免得抵擋不住誘惑，一口氣把餅乾全吃完。將一半的麵團塑形成約長10公分的香腸形狀，包上保鮮膜，可放入冷凍保存一個月。想吃零食時，先去除保鮮膜，切成寬2公分圓餅狀，即可烘烤。從冷凍狀態直接烘烤時，需多加2分鐘。

24塊餅乾

25克 可可粒
200克 熟成酪梨果肉
75克 有機可可粉
2顆 中等雞蛋
100克 無麩質中筋麵粉
2茶匙 泡打粉
180克 麥蘆卡蜂蜜
150克 巧克力（含70%可可固質含量），切大塊
75克 整顆開心果

1. 將烤箱預熱至180°C／瓦斯 4。將可可粒倒入食物調理機，攪打成細粉。加入酪梨與可可粉，再次攪拌至滑順糊狀。
2. 加入雞蛋、麵粉、泡打粉與蜂蜜，充分攪拌均勻。
3. 拌入巧克力塊與開心果。
4. 麵糊會很濕，不容易塑形。用湯匙將麵糊舀至不沾黏烤盤上（約9公分寬，3公分深），放入烤箱中央烘烤7-8分鐘。待餅乾冷卻5分鐘後再享用！

每份營養：

199大卡 ｜ 總碳水化合物22克 ｜ 糖12克
脂肪11克 ｜ 蛋白質5克 ｜ 鈉38毫克

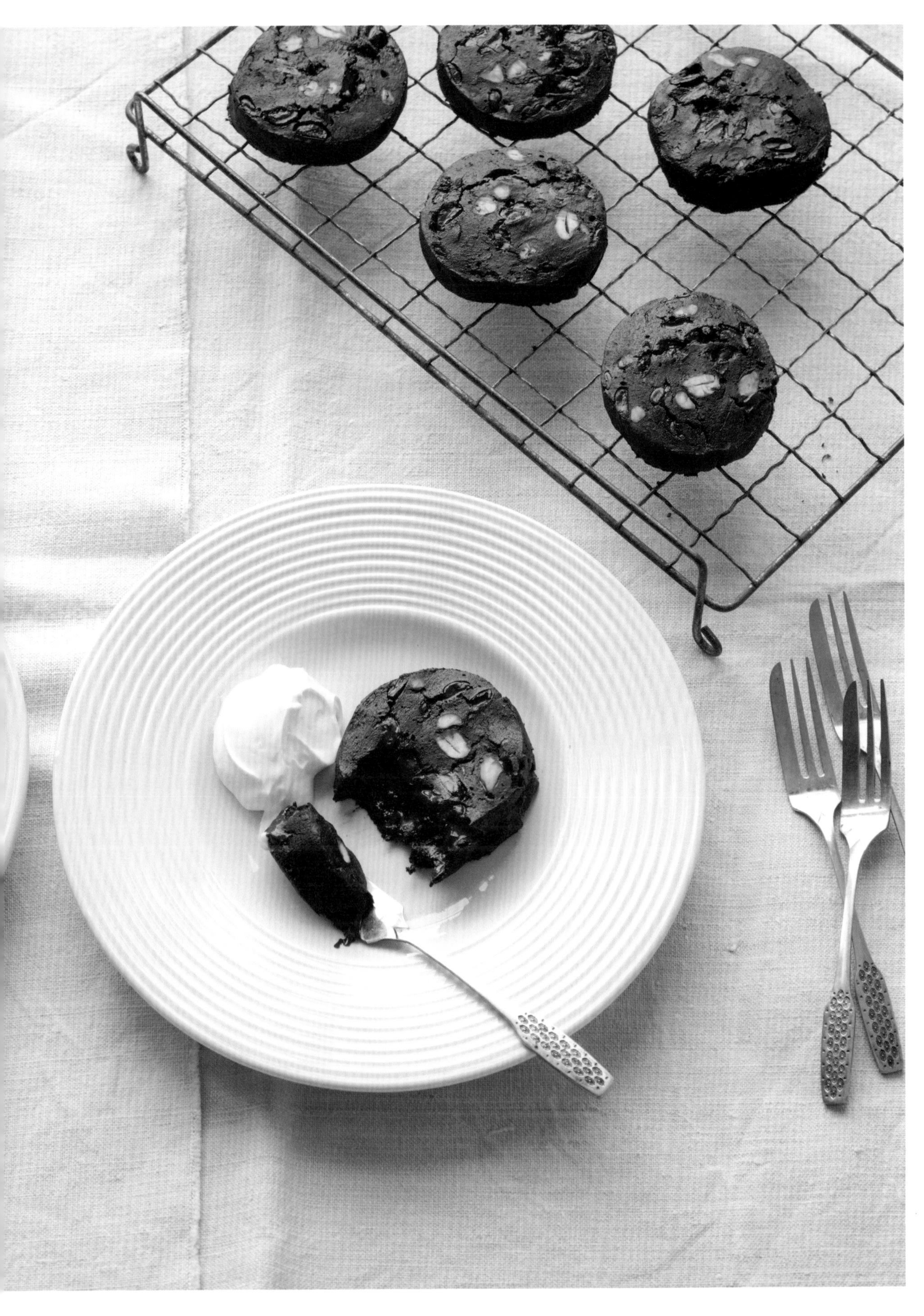

防風草椰子香蕉蛋糕

香蕉含有鉀，可以補充出汗流失的電解質，非常適合長途騎行食用

略帶風味的食材利於做些改變，此處防風草與椰子的味道搭配得非常完美。也可以將過熟的香蕉拿來做這道食譜。一旦發現香蕉過熟，將整根香蕉放入冷凍，保留外皮以增強風味。若沒有食物攪拌機，仍可將食材依序放入食物調理機處理。無論怎麼做，都不會搞砸！

1條中型蛋糕

250克 熟成香蕉
200克 紅糖
150克 防風草，磨成絲
2顆 雞蛋
25克 黑糖蜜（blackstrap molasses）
35克 椰絲（若喜歡，可另備1湯匙點綴）
250克 高筋麵粉
1撮 海鹽
14克 泡打粉
25毫升 橄欖油
50毫升 牛奶
100克 巧克力（含70%可可固質）

每份營養：

205大卡 ｜ 總碳水化合物32克 ｜ 糖18克 ｜ 脂肪7克
蛋白質4克 ｜ 鈉166毫克

1. 將烤箱預熱至180° C／瓦斯4。
2. 將香蕉、紅糖與防風草放入食物攪拌機，用槳狀攪拌器攪打5分鐘。加入雞蛋和黑糖蜜，再攪打2分鐘。
3. 接著加入椰子、麵粉、海鹽與泡打粉，攪打一分鐘，至乾性食材充分混合。
4. 將橄欖油與牛奶於碗中混合，倒入食物攪拌機。
5. 將22x22公分的烤模鋪上防油紙，噴上一點橄欖油。將巧克力拌入麵糊後倒入烤模。此時最好撒上椰絲，烘烤時便會出現香濃的烤椰子味。放入烤箱中央烘烤35-40分鐘。於烤模內冷卻5-10分鐘，再移至冷卻架上使其完全冷卻。

摩卡椰棗「精力」棒

富含咖啡因與香濃的巧克力，吃完後便能活力滿滿

若喜歡濃郁的咖啡風味，可增加這份食譜的咖啡含量。使用最優質的即溶咖啡粉。這種零食含咖啡因，最好別在睡前吃！

10根 x 50克精力棒

150克 可可粒

75克 杏仁

75克 核桃

150克 椰棗

50克 葡萄乾

6克 濃縮咖啡粉（視個人喜好最多可加至10克，但超出此上限會太苦）

2湯匙 芝麻

每份營養：

260大卡 ｜ 總碳水化合物21克 ｜ 糖14克

脂肪18克 ｜ 蛋白質5.5克 ｜ 鈉1.4毫克

1. 用食物調理機將可可粒攪成細粉，加入堅果並再次攪拌：堅果不要攪得太碎，因為油會滲出來，使精力棒變得很油膩。
2. 加入椰棗、葡萄乾與濃縮咖啡粉攪拌至成形。
3. 將22x22公分的烤盤鋪上防油紙，噴上一點橄欖油。將食材壓入烤盤並撒上芝麻。用指尖將芝麻穩固壓入表面。放入冷藏60分鐘後，切成50克條狀。可冷藏保存至多2星期。

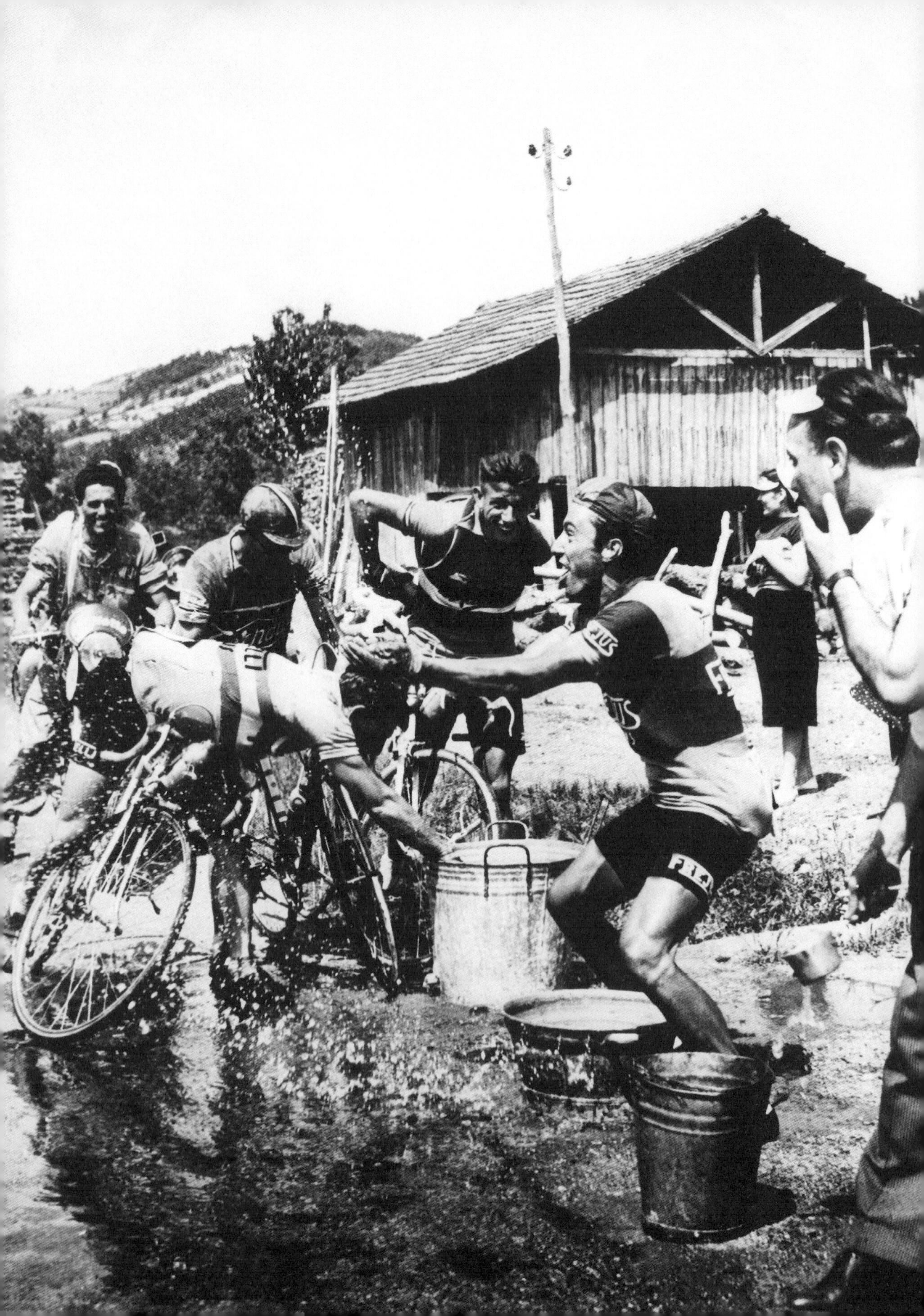

訓練營

訓練營是開啓騎車季的理想方式，但要從事1-2星期的密集騎行，必須用特殊的方法補充體力。

頂尖車手藉由訓練營提升訓練強度已日漸熱門。參加訓練營時，不必理會工作或家庭責任，所以能加倍訓練量。通常訓練營會在更溫暖或潮濕天氣於充滿挑戰的地形上騎車。在不熟悉的情況下，若依照日常習慣飲食和攝取水分，就會導致脫水或體力不足。因此調整進食與水分攝取的策略非常重要，並確保熟知訓練的時間表。組織完善的訓練營，通常於幾天內就會提升訓練強度，在進入下個艱難的訓練前會先休息一天，接著逐步降低訓練強度。

炎炎夏季，環法自行車賽的選手將身體弄濕降溫。參加訓練營會面臨不熟悉的情況，若依照日常習慣飲食和攝取水分，就會導致脫水或體力不足。

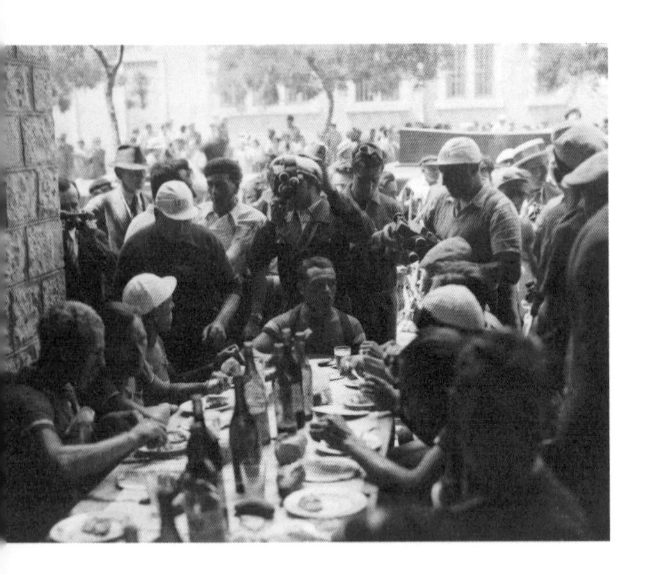

1950年代，Unis Sport團隊的車手在環法自行車賽期間享用午餐。參加訓練營時要忌口，避免食用無限量供應的自助餐或誘人的甜點與糕點。別忘了你是來參加訓練營，不是歡樂騎車假期。

額外多騎點自行車就能看出自身的健康狀況。無論有沒有騎車，都要記得隨時補充水分。天氣炎熱時，即便在休息時間於營地四處走動，也可能流失水分。喝水要少量多次，並交替飲用白開水與電解質飲料。訓練強度增加時，吃得妥當就更為重要。感到疲累時，當然可以攝取咖啡因、能量果膠或糖分堅持下去。但這麼做或許可以突破難關，卻也可能搞砸訓練，所以吃真正的食物，並且在必要時休息一天。

根據訓練營的地點，要視情況謹慎飲用當地的自來水。飲用自來水對當地人而言當然沒問題，但外地人的腸胃可能無法適應。若瓶裝水可以保護你的消化系統，花點錢是值得的。此外，也得注意用水清洗過的沙拉或生食，食用這些可能會引起胃腸不適。

在訓練營能吃到什麼，得看籌辦單位提供哪些食物。通常可以挑選餐點，但最好選擇熟悉的食物。若感到疲倦，而且早上還得練騎，最好避免當地的特色菜餚或不熟悉的食物。你可以在用餐時與其他人討論飲食策略，但不要被誤導。若想重新制訂飲食計畫，等返家以後再說。

還有另一個風險就是會吃太多。即便你能壓抑衝動，不回頭去吃訓練營提供的無限量自助餐，但仍然很難判斷是否能與在家攝取相同的份量。

訓練營也可能提供誘人的甜點，早餐也可能有糕點。要堅持以燕麥為主的早餐，才能順利完成早上的練騎。畢竟，你是來參加訓練營，不是歡樂騎車假期。告訴各位，許多騎士返家後，會比參加訓練營以前還要重。

你也要隨身攜帶市售的能量果膠，因為在訓練營可能買不到。某些籌辦單位會提供能量果膠，但你可能會吃不慣其他品牌。這時不該嘗試新的事物。若在訓練營要自炊，可能還得攜帶食物以維持健康與補充體力。假使很難買到新鮮農產品，不妨多帶些蛋白質粉（不想帶一整罐，可將夾鏈袋裝滿），還要準備香料與調味料。就算不是在家煮飯，也別認為食物無需調味。

最後，將旅途時間納入飲食計畫。若是搭飛機，從家門到目的地需設定至少8小時，並攜帶適量的食物與飲品，特別要補充水分。盡量讓自己在外出時保持身體健康與體力充沛。同理，要提前規劃回程的飲食。確保旅途中攜帶足夠的甜鹹食，如馬芬、水果與貝果，且回家能吃到營養豐富的食物。

參加訓練營的訣竅

- 透過訓練營強化攝取營養的好習慣。
- 別依賴訓練營籌辦單位，要靠自己攝取食物補充體力。
- 根據訓練量調整食物與水分攝取量。
- 若要連續練騎，特別留意騎車後體力的恢復狀況。
- 吃自助餐時要留意，不要暴飲暴食和飲酒，尤其別碰甜點、糕點與酒精。
- 自行攜帶能量果膠和綜合維生素。
- 只吃熟悉的食物，別碰當地的美食。
- 攜帶足夠的食物在旅途上吃，考慮轉乘時間與可能的延誤狀況。
- 搭飛機前至結束後的整段過程，都要記得補充水分。別攝取咖啡因與酒精，會造成脫水。礙於機場的規定，通過安檢後可能要花錢買水喝。

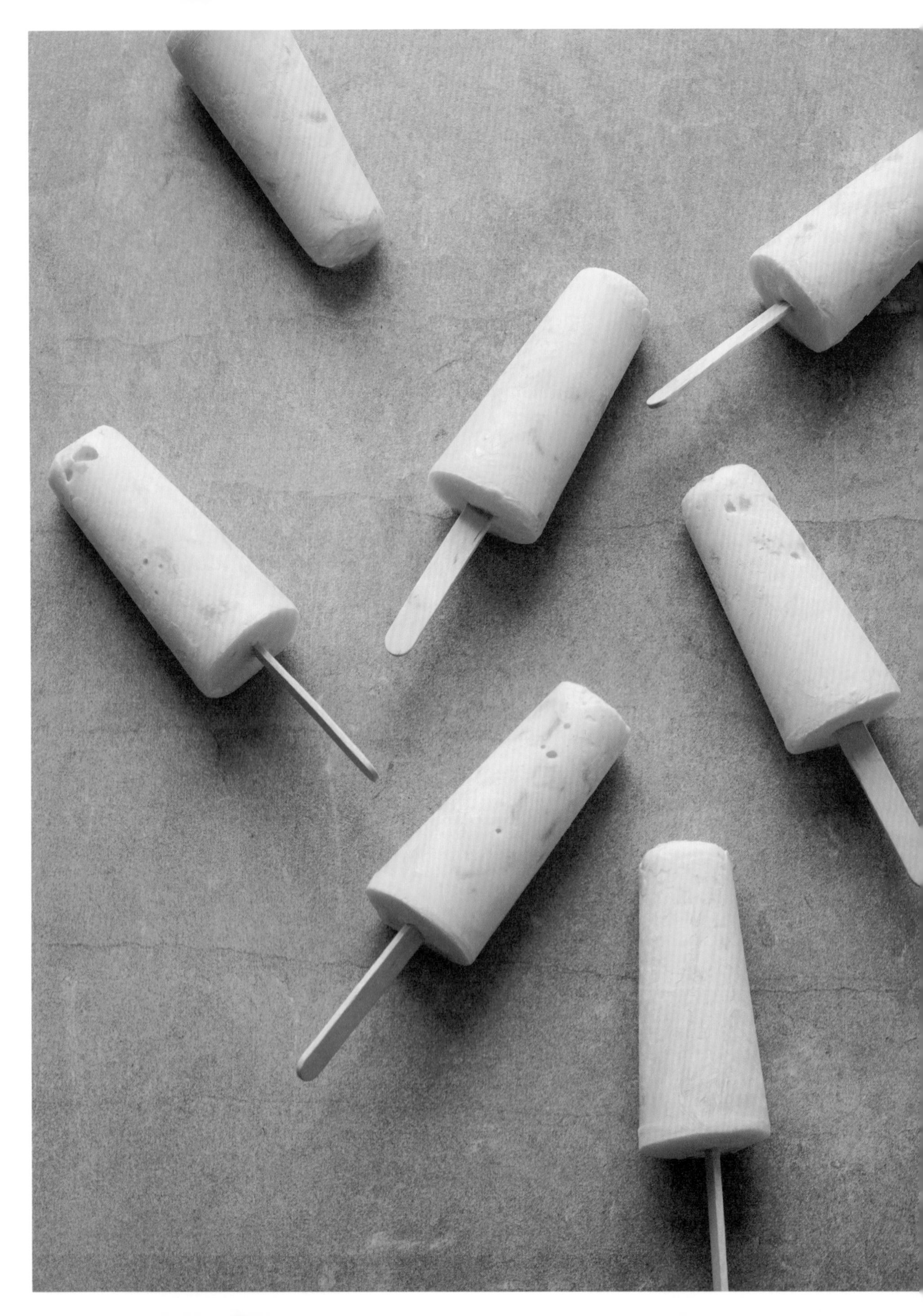

芒果鳳梨補水冰棒

在炎熱的天氣辛苦騎完車後，食用這款獨特清爽的冰棒，可補充流失的鹽分並恢復體力

我靈機一動，發明了這道食譜！電解質片由頂尖的體育科學家配製而成，可輕鬆補充因排汗流失的礦物質。夏天騎車或進行室內練騎時，服用電解質片可簡單與有效防止脫水。你可以上網訂購，或是到體育用品店、販售健康食品的商店和部分超市購買。高蛋白質優格較普通優格更能讓人補充精力，並且妥善修復肌肉。

8-10份

2片　電解質片（芒果、鳳梨或柑橘風味尤佳）

250毫升　鳳梨汁

500克　高蛋白質優格

1顆　芒果，去皮去核切小丁

萊姆皮

1湯匙　麥蘆卡蜂蜜

少許　海鹽

1. 將電解質片溶於鳳梨汁。於碗中混合優格、芒果肉、萊姆皮、蜂蜜與海鹽，倒入鳳梨汁內。
2. 倒入冰棒模具，冷凍2-3小時。冰棒放入冷凍可保存3個月。

每份營養：

42大卡 ｜ 總碳水化合物9克 ｜ 糖8克 ｜ 脂肪0.1克
蛋白質1克 ｜ 鈉100毫克

熱帶米布丁

辛苦騎完一天的車，可用這道甜點犒賞自己

這種米布丁冷熱都好吃，可事先做好，騎完車便能立即享用。

3-4份

100克 印度香米

1罐（400毫升）椰漿

2湯匙 蜂蜜

1茶匙 香草精（vanilla extract）

150克 新鮮鳳梨

100克 新鮮芒果

2顆 百香果

1茶匙 萊姆皮，磨碎

1湯匙 烤椰子

每份營養：

240大卡 ｜ 總碳水化合物38克 ｜ 糖14克
脂肪9克 ｜ 蛋白質4克 ｜ 鈉9毫克

1. 將印度香米、椰漿、蜂蜜和香草精倒入中型湯鍋混合，用小火煨煮約**10-14**分鐘。烹煮時間視米種而異，務必留意米飯，必要時加點水。
2. 煮飯的同時可準備水果。將鳳梨橫放於大砧板。握緊鳳梨，用鋒利的刀切去底部。接著握住葉子，將鳳梨立起來，由頂端往底部削皮。將鳳梨芯與葉子切除後切塊。若有噴槍，可以用來炙燒鳳梨，將更有風味。將芒果去核去皮，然後切塊。將百香果切半，取出果肉與籽。
3. 待米將椰漿吸收並且軟化，於一旁靜置5分鐘。倒入碗中，擺上備用的熱帶水果、萊姆皮與烤椰子。

烤無花果佐夸克起司

這道甜點有助於修復肌肉！

夸克起司（Quark）在斯堪地那維亞半島非常受歡迎，理由顯而易見：蛋白質含量為14%，是希臘優格的兩倍。夸克起司的濃醇口感與香甜的無花果非常搭配。

2份

6顆　中等新鮮無花果

1湯匙　蜂蜜

1/2茶匙　肉桂

少許　現磨黑胡椒

2湯匙　夸克起司

1湯匙　松子

1茶匙　南瓜籽

1. 將烤箱預熱至190° C／瓦斯 5。將無花果切半置於耐熱餐盤。
2. 用湯匙取蜂蜜淋在無花果上，撒上肉桂粉與現磨黑胡椒粒。放入烤箱中央烘烤10分鐘。
3. 待無花果冷卻後，舀入餐盤上的蜂蜜，搭配夸克起司、松子與南瓜籽食用。

每份營養：

228大卡 ｜ 總碳水化合物43克 ｜ 糖35克
脂肪5克 ｜ 蛋白質4克 ｜ 鈉3毫克

米婭的櫻桃能量球

富含膳食纖維、蛋白質與優質脂肪，滿足你飢餓的需求。

米婭（Mia）是我的么女，生性活潑，愛吃甜食與巧克力。我和她一起發明了這道甜點並且滿足對方所求：她得以吃到巧克力，我則有她替我準備隨身的健康零食！真是雙贏的局面……。

製作14顆 x 40克圓球

150克 可可粒

80克 核桃

35克 杏仁

35克 巴西堅果

150克 葡萄乾

50克 糖漬櫻桃

50克 糖漬櫻桃乾

1. 用食物調理機將可可粒攪成細粉，加入堅果並再次攪拌至粉狀：堅果不要過度攪拌，因為油會滲出來，使成品變得很油膩。
2. 加入葡萄乾與兩種櫻桃，攪拌成乾的團狀物。用手搓滾成40克圓球，置於木板上，放進冷藏可以保存2週。

每份營養：

195大卡 | 總碳水化合物17克 | 糖12克

脂肪12.5克 | 蛋白質3克 | 鈉1毫克

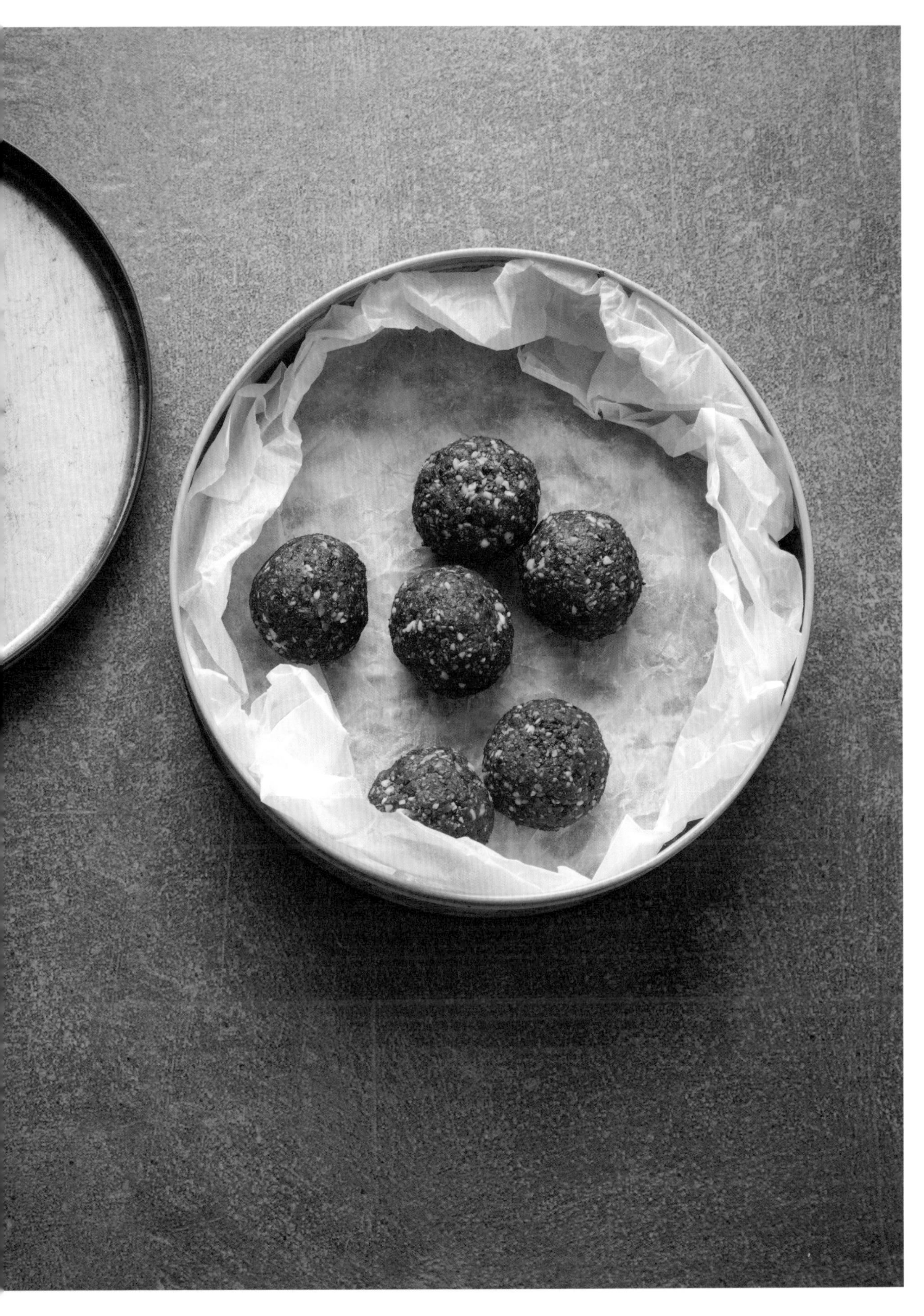

虎皮鸚鵡籠能量棒

所有的食材都有用途，種籽與堅果富含蛋白質與優質脂肪

這麼多種類的種籽，如同虎皮鸚鵡（budgie）籠子底部一般五彩斑斕！這份食譜是我的伴侶維琪（Vicky）的拿手點心——如果她會做，任何人都能做！我發明了這種非常容易製作的能量棒，不僅騎車肚子餓的時候能吃，也可以在正餐之間享用。裡頭包含快速與緩慢釋放的碳水化合物與優質脂肪，但最重要的是，口味好吃極了！

16根 x 50克能量棒

280克 椰棗
65克 麥蘆卡蜂蜜
1撮 喜馬拉雅鹽
80克 杏仁／花生醬
90克 巴西堅果
50克 帶皮榛果
20克 亞麻籽
60克 奇亞籽
3茶匙 向日葵籽
20克 芝麻
3茶匙 南瓜籽
40克 脆藜麥（類似高檔的美式爆米香〔Rice Krispies〕！）
1茶匙 香草精
50克 香草蛋白質粉

1. 將椰棗和蜂蜜倒入食物攪拌機，用槳狀攪拌器緩慢攪打成糊狀。
2. 加入剩餘食材。慢慢攪拌至所有食材均勻混入、形成乾的團狀物。若質地太乾，多加點蜂蜜；若太濕，則加點蛋白質粉。搓滾成圓球時，食材應該不會黏手。
3. 將22x22公分的烤盤鋪上防油紙，噴上一點橄欖油。將混合的食材壓入烤盤，放入冷藏1.5小時至其變硬，切成50克條狀。將能量棒放入密封盒，可冷藏保存2週。

每份營養：

218大卡 ｜ 總碳水化合物21克 ｜ 糖15克
脂肪12克 ｜ 蛋白質7克 ｜ 鈉105毫克

辣薑與椰子能量棒

椰棗富含葡萄糖，可讓人精力充沛

生薑與椰子是經典的組合，此處還添加了喜馬拉雅鹽、現磨黑胡椒與薑黃等鹹味元素。將一根能量棒切碎，搭配希臘優格與一茶匙蜂蜜，就是精美的甜點。

16根 x 50克能量棒

250克 椰棗
200克 葡萄乾
75克 整顆帶皮杏仁
250克 核桃
75克 椰絲
80克 糖薑（crystallised stem ginger），切碎
1茶匙 薑粉
1撮 喜馬拉雅鹽
1撮 現磨黑胡椒
3茶匙 肉桂粉
1撮 乾燥薑黃

1. 將椰棗和葡萄乾倒入食物攪拌機，用槳狀攪拌器緩慢攪打成糊狀。
2. 加入剩餘食材。慢慢攪拌至所有食材均勻混入、形成乾的團狀物。若質地太乾，多加點蜂蜜；若太濕，則加點椰絲。搓滾成圓球時，食材應該不會黏手。
3. 將22x22公分的烤盤鋪上防油紙，噴上一點橄欖油。將混合的食材壓入托盤，放入冷藏1.5小時至其變硬，切成50克條狀。將能量棒放入密封盒，可冷藏保存2週。

每份營養：

269大卡 ｜ 總碳水化合物24克 ｜ 糖24克
脂肪16克 ｜ 蛋白質4克 ｜ 鈉28毫克

香蕉巧克力脆藜麥能量棒

天然風乾的香蕉與甜李乾皆能有效幫助消化

含100% 可可固質的巧克力替能量棒帶來更新奇有趣的風味。

28根 x 50克能量棒

250克 天然風乾香蕉

450克 椰棗

70克 甜李乾

100克 有機脆藜麥

80克 有機香蕉粉（banana powder）

少許 喜馬拉雅海鹽

125克 乾香蕉片

100克 巧克力（100%可可固質），切塊

130克 整顆帶皮杏仁

1大根 香草豆莢（vanilla pod，從內部刮取籽）／1茶匙 香草精

60克 楓糖漿

1. 將風乾香蕉、椰棗和甜李乾倒入食物攪拌機，用槳狀攪拌器緩慢攪打成糊狀。
2. 慢慢加入剩餘食材，確保所有乾性食材均勻混入。
3. 將22x22公分的烤盤鋪上防油紙，噴上一點橄欖油。將混合的食材壓入烤盤，放入冷藏2-3小時至其變硬，切成50克條狀即可享用。將能量棒放入密封盒，可冷藏保存2週。

每份營養：

140大卡 ｜ 總碳水化合物25克 ｜ 糖14克
脂肪3.5克 ｜ 蛋白質3克 ｜ 鈉15毫克

櫻桃希臘優格蛋糕

富含簡單和複合式碳水化合物，與來自堅果和種籽的優良脂肪以及水果帶來的抗氧化劑

眾所皆知，自行車騎士離不開蛋糕，這款蛋糕更是車手的最佳良伴。加入櫻桃、優格與檸檬帶來酸甜適中的風味，搭配新鮮或冷凍藍莓也非常好吃。

12份

100克 滾壓燕麥片
100克 杏仁粉
50克 開心果
50克 奇亞籽
80克 米穀粉
1茶匙 泡打粉
1/2茶匙 香草精
100克 軟化無鹽奶油
140毫升 優質楓糖漿
1顆 檸檬皮
250毫升 全脂希臘優格
3大顆 散養雞蛋，蛋白與蛋黃分開
300克 冷凍／新鮮櫻桃，去核

每份營養：

229大卡 | 總碳水化合物20克 | 糖9克
脂肪14克 | 蛋白質6克 | 鈉30毫克

1. 將烤箱預熱至180° C／瓦斯4。
2. 將22x22公分的中型蛋糕模鋪上防油紙。
3. 用食物調理機將燕麥片打成細粉，倒入另一個碗。拌入杏仁粉、開心果、奇亞籽、米穀粉和泡打粉混合備用。
4. 用食物調理機混合香草精、奶油、楓糖漿、檸檬皮，優格和蛋黃。
5. 取另一個碗將蛋白打發成乾性發泡的蛋白霜。
6. 用刮刀將蛋白霜拌入濕性食材（奶油／楓糖漿），接著將其拌入燕麥片與堅果混合物。最後加入櫻桃混合，倒入備用蛋糕模。
7. 放入烤箱中央烘烤50-60分鐘。讓蛋糕於模具內冷卻10分鐘，接著移至冷卻架上。放入冷藏儲藏，食用前讓蛋糕恢復至常溫。一週內吃完尤佳。

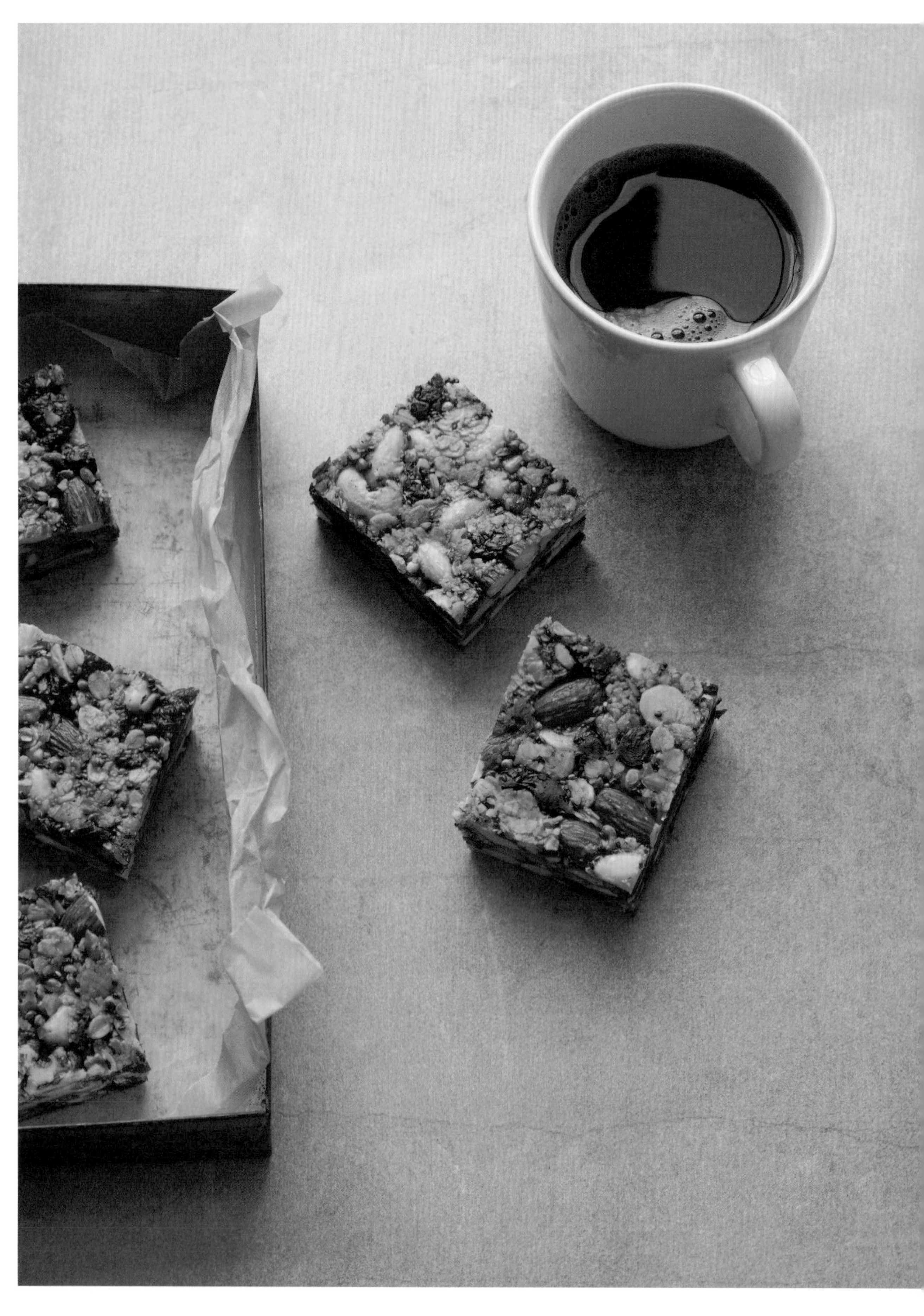

水果與堅果燕麥棒

燕麥棒非常適合用於騎車時補充體力，當作零食再好不過了

這款未烘烤的燕麥棒有比例很高的堅果、種籽與水果乾，口感非常好。然而，也因此有很高的熱量，只能在艱苦的騎行日食用。可用任何喜歡的水果乾——使用乾的混合柑橘皮與1湯匙優質塞維亞苦橘果醬（Seville orange marmalade），風味尤其出眾。

24份 x 60克 燕麥棒

100克 杏仁

100克 榛果

100克 鹹花生

100克 腰果

100克 核桃

50克 大麻籽

50克 奇亞籽

50克 向日葵籽

50克 馬斯科瓦多糖（muscovado sugar）

200克 蜂蜜

230克 無鹽奶油

1撮 喜馬拉雅鹽

250克 滾壓燕麥片

100克 櫻桃乾

50克 葡萄乾

50克 乾蔓越莓

50克 金黃葡萄乾

1. 於碗中混合所有堅果與種籽，用乾燥平底鍋稍微烘烤至金黃褐色備用（盯緊食材，否則很容易燒焦）。
2. 將糖與蜂蜜倒入湯鍋，用中火加熱融化。拌入奶油和鹽，煮三十秒。
3. 於鍋中拌入堅果、種籽與其它食材。將22x22公分的烤盤鋪上防油紙，噴上一點橄欖油。將混合食材壓入烤盤，冷藏2-3小時至其變硬，切成60克條狀。可於冷藏保存數週。

每份營養：

328大卡 | 總碳水化合物25克 | 糖14克
脂肪23克 | 蛋白質7克 | 鈉54毫克

檸檬玉米粥蛋糕

長途騎車後，腸胃可能會有點敏感，很適合吃這道天然無麩質甜點

這款蛋糕含有一些奶油與糖，但非常好吃。與普通麵粉相比，玉米粥帶有奇特的口感，是碳水化合物含量最高的穀物之一。將蛋糕搭配優質的柑橘優格，就是一道超棒的甜點。

12份

300克 軟化奶油

300克 金黃德梅拉拉糖（Golden demerara sugar）

2顆 檸檬汁與皮（分開）

4顆 雞蛋，打散

300克 杏仁粉

150克 玉米粥

1茶匙 泡打粉

100克 開心果

1湯匙 罌粟籽（poppy seed）

1. 將烤箱預熱至150° C／瓦斯 2。將奶油、糖和檸檬皮倒入食物攪拌機，用槳狀攪拌器攪打4-5分鐘。緩慢加入雞蛋後，倒入檸檬汁。
2. 加入杏仁粉、玉米粥與泡打粉攪拌，倒入開心果和罌粟籽。
3. 將22x22公分的蛋糕模鋪上防油紙，噴上一點橄欖油。將麵糊倒入模具，烘烤60-70分鐘。這款麵糊非常濃稠，要緩慢長時間烘烤。讓蛋糕於模具中冷卻10分鐘，然後移至冷卻架上。可冷藏保存1週。

每份營養：

426大卡 | 總碳水化合物30克 | 糖20克

脂肪30克 | 蛋白質9克 | 鈉48毫克

香蕉馬芬蛋糕

並非所有的馬芬頂都是不好的！這道甜點適合用來補充體力，或在旅途上當作早餐

無論你想製作單個馬芬，還是做成一整條馬芬，全都取決於你自己。這種甜點非常容易製作，怎麼做都不會搞砸！

8個大型馬芬

3根 熟成香蕉，去皮
2大顆 有機散養雞蛋
125毫升 牛奶／自選無乳製品替代物
110克 融化奶油
300克 無麩質自發麵粉
110克 紅糖
1湯匙 罌粟籽
2茶匙 肉桂
各1茶匙 紅糖和肉桂，混合後用來撒粉
1湯匙 杏仁片

每份營養：

375大卡 ｜ 總碳水化合物56克 ｜ 糖20克
脂肪15克 ｜ 蛋白質6克 ｜ 鈉150毫克

1. 將烤箱預熱至180° C／瓦斯 4。用食物調理機將香蕉攪打成泥狀。加入雞蛋、牛奶與融化奶油，然後逐漸加入麵粉、紅糖、罌粟籽與肉桂。
2. 使用5x32x21.5公分的六格馬芬模具，分成兩批烘烤。可於模具內放入紙杯，或用橄欖油噴霧噴一點油。用湯匙將麵糊舀入模具，撒上混合紅糖與肉桂粉，最後以杏仁片點綴。
3. 放入烤箱中央烘烤12-14分鐘，至表面呈金黃色。讓馬芬於模具內冷卻5分鐘，再移至冷卻架上即可。放入密封盒冷藏保存，於1週內食用完畢尤佳。

馬芬頂（muffin top）
紙杯上方的溢出部分，亦可指腰部贅肉。

夏南瓜與柳橙馬芬

夏南瓜（zucchini）是製作蛋糕或馬芬的理想食材，這道食譜也是攝取蔬菜的好方法

眾所周知，蔬菜有益健康！將其加入甜點與零食，即可輕鬆增加蔬菜攝取量。基於自行車騎士賦予身體所承受的負擔，其蔬菜攝取量應該要超過傳統「每日五蔬果」（five a day）的準則，實際上是要加倍。夏南瓜價格便宜，在家種植更是容易，但多數人卻不知道該如何使用它。乾的綜合橙皮搭配夏南瓜的中性口味非常合適。若仍然不喜歡夏南瓜，可以用胡蘿蔔絲代替。

18個小馬芬

3顆 雞蛋

2大個 夏南瓜，磨細絲

90克 融化奶油

75克 楓糖漿

75克 紅糖

1茶匙 香草精

230克 杏仁粉

140克 無麩質燕麥片

45克 葡萄乾

45克 乾的綜合果皮

60克 美國山核桃（pecan nut）

1湯匙 亞麻籽

1湯匙 奇亞籽

1茶匙 肉桂粉

少許 海鹽

少許 現磨黑胡椒

2顆 柳橙皮，磨碎

1. 將烤箱預熱至180°C／瓦斯4。
2. 將所有濕性食材倒入食物攪拌機，用槳狀攪拌器混合。逐步加入所有乾性食材，至充分混合。
3. 使用3x32x26公分的十二格馬芬模具，分成兩批烘烤，一次處理9個。可於模具內放入紙杯，或用橄欖油噴霧噴一點油。用湯匙將麵糊舀入模具，放入烤箱中央烘烤20-30分鐘，至表面呈金黃色。讓馬芬於模具內冷卻5分鐘，再移至冷卻架上即可。放入密封盒冷藏保存，於1週內食用完畢尤佳。

每份營養：

238大卡 ｜ 總碳水化合物18克 ｜ 糖11克

脂肪15克 ｜ 蛋白質7克 ｜ 鈉35毫克

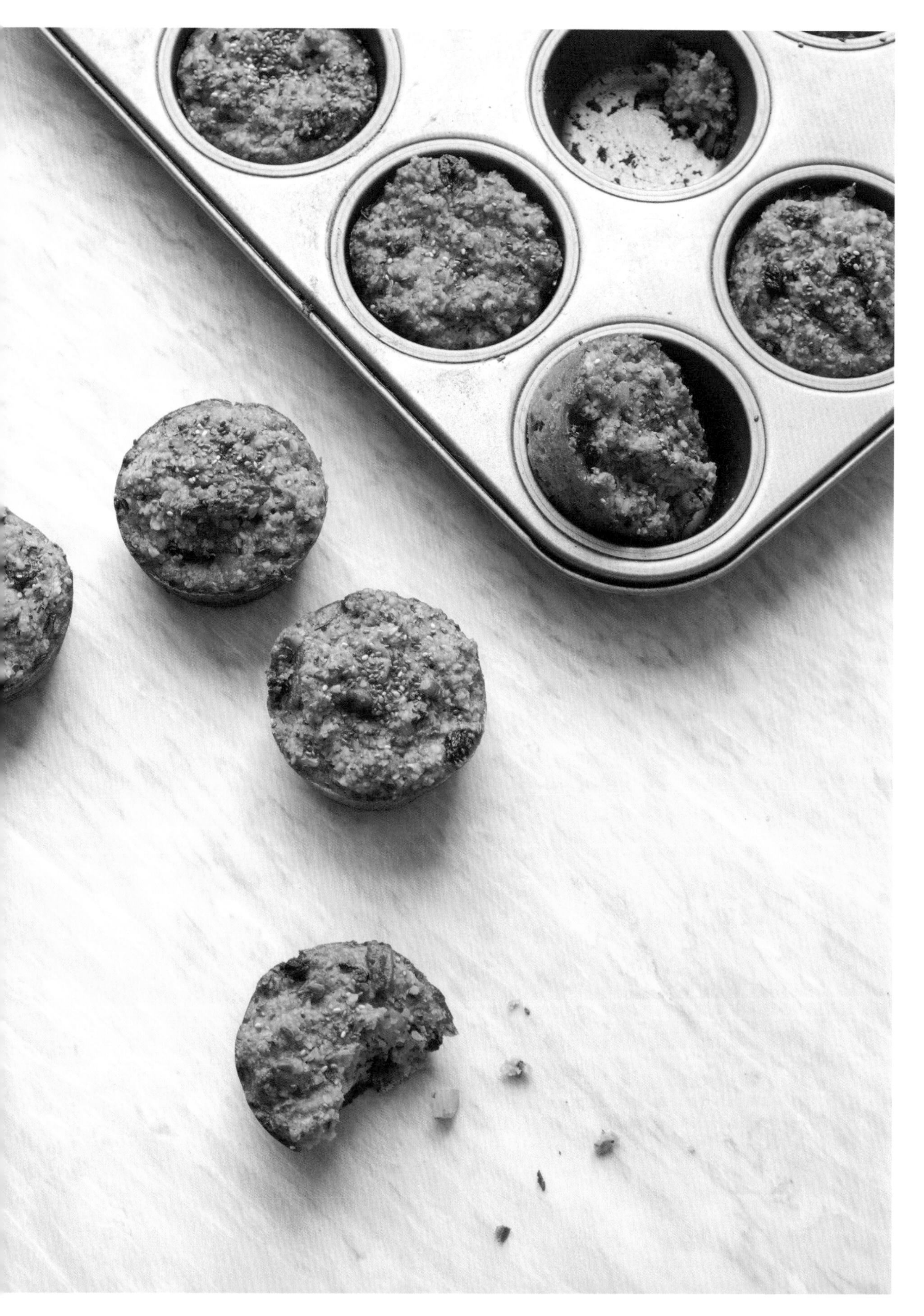

白巧克力椰子能量棒

這款零食聽起來有點頹廢，但裡頭的堅果、蛋白質粉與堅果醬提供了不少的蛋白質

這是接受挑戰而發明的零食。李（Lee）是我的訓練夥伴，曾嘗試自製一款蛋白質能量棒，失敗了數次後決定請我幫忙，最後終於試驗成功。我們在艱苦訓練或長時間騎車後，都想吃點甜鹹組合的零食，藉此補充肝糖和電解質與修復疲倦的肌肉。這款零食是我們的成果，我認為你嚐過也會覺得好吃。

15根 x 50克能量棒

230克 無麩質燕麥
50克 乾燥椰子
1茶匙 喜馬拉雅鹽
30克 枸杞
100克 芒果乾，切碎
100克 櫻桃乾，切碎
100克 腰果
16克 奇亞籽
125毫升 牛奶
75克 香草蛋白質粉
2湯匙 液態蜂蜜
80克 白巧克力
60克 椰子油
80克 花生醬

1. 將所有乾性食材倒入碗中混合備用。
2. 另取一碗將牛奶、香草蛋白質粉與液態蜂蜜混合成均勻糊狀物。
3. 用小火加熱湯鍋，融化白巧克力和椰子油，接著拌入花生醬。
4. 將牛奶糊與白巧克力混合物倒入大碗，拌入乾性食材混合。將22x22公分的烤盤鋪上防油紙，並噴上橄欖油。將混合食材壓入烤盤，冷藏60-90分鐘至其變硬，切成50克條狀物。

每份營養：

257大卡 ｜ 總碳水化合物32克 ｜ 糖16克
脂肪10克 ｜ 蛋白質8.5克 ｜ 鈉118毫克

簡易巧克力蛋白質慕斯

這款容易製作的巧克力甜點富含蛋白質，適合隔夜恢復體力食用

這是一款非常懷舊的布丁，以牛奶為基底結合極優質的巧克力，由蛋白質粉、種籽與堅果提供額外的蛋白質，並以天然蜂蜜作為甜味劑。每樣食材都是上選！

2份

120毫升 椰漿

1湯匙 蜂蜜

60克 巧克力蛋白質粉

1茶匙 可可粒

1湯匙 可可粉

1湯匙 椰絲

1茶匙 奇亞籽

1湯匙 腰果，切碎

搭配切塊香蕉／新鮮櫻桃食用

1. 用食物調理機混合椰漿、蜂蜜、蛋白質粉、可可粒和可可粉。接著拌入椰絲、奇亞籽和腰果。
2. 用湯匙將上述混合物舀入數個烤皿／玻璃容器，冷藏30分鐘至其變硬。搭配切塊香蕉或新鮮櫻桃食用。

每份營養：

288大卡 | 總碳水化合物18克 | 糖12克

脂肪13克 | 蛋白質26克 | 鈉4毫克

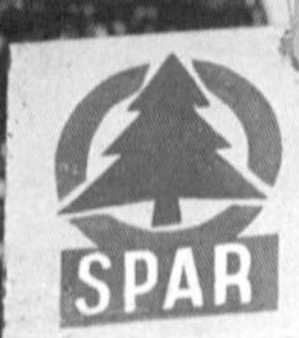
SPAR
LA MUSETTE SPAR
du Jour
MENU (Départ)
2 Sandwichs Jambon
2 Gateaux de riz
2 Tartelettes
2 Oranges
Banane - Sucre - Pruneaux
1/4 Poulet
2 Gateaux de
2 Tartelettes
2 Pêches
Banane . Sucre . Pruneau
EVIAN . Thé . Citron . Café
KAS
KAS
TOUR DE FRANCE 1964
L'EQUIPE
QD75

營養計畫

遵循營養計畫，就能確保飲食與訓練計畫相輔相成，滿足身體的營養需求。

訓練、吃飯、睡覺……可以幫助提升賽事表現，但希望你的生活不只有這些。飲食是訓練與比賽不可或缺的一部分——不僅能替每次活動提供能量，還能使身體做好準備，協助完成訓練或比賽：遵循營養計畫與堅持訓練計畫一樣重要。

西班牙車手若阿金・加萊拉（Joaquim Galera）回顧環法自行車賽各階段的菜單。遵循營養計畫很重要，但偶爾放縱一晚也無妨，這樣才能長期遵循計畫。

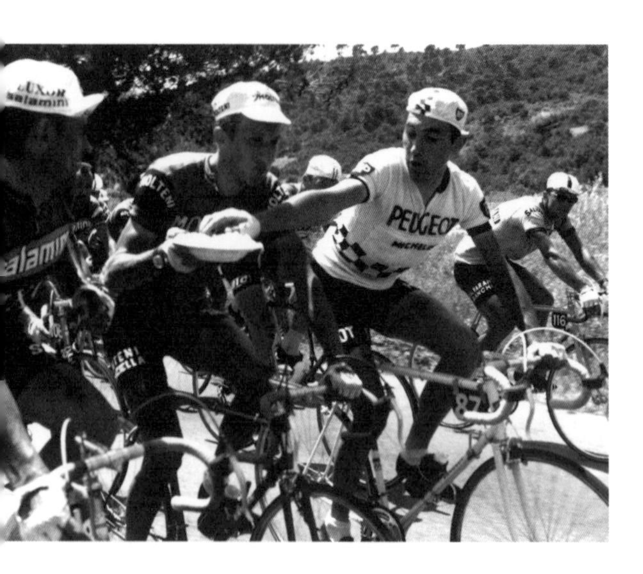

車手間的飲食份量落差很大，可以先依照60-20-20（碳水化合物—蛋白質—脂肪）比例準則就不會錯。在1957年的環義自由車賽期間，比利時傳奇車手埃迪·默克（Eddy Merckx）從義大利車手吉安尼·莫塔（Gianni Motta）手中拿取義大利麵。

渦輪（turbo）

在訓練時沒有休息，而是選擇不停踩踏，可提供最純粹的實力提升。若能夠非常專注於這項訓練，將能有效幫助提升力量與肺活量。

根據比賽的強度，頂尖車手應該在週間騎行2次中等距離，週末則騎行1-2次長途距離。此外，休息日必不可少，還可能要去健身房鍛鍊身體與進行渦輪或重量訓練。任何營養計畫都會影響訓練成效，要在艱苦訓練的日子於騎車前後進食以補充與恢復體力，並於輕量訓練及休息日維持體重和健康。

車手通常要依序進行季前訓練、參加賽季、賽後休息（我建議選手要徹底休息兩週）與季後準備工作。餐食與份量會因季節而異。賽季與苦練期要吃碳水化合物含量高的食物，但季後則不適合這種餐點。基礎訓練期可能會因為要減肥或增強耐力而改吃蛋白質比例較高的食物。因此，應該按週設定飲食計畫，如此才能隨時調整並有效率地購買食材——每週採買一次並於週間補買新鮮農產品，應該能備足需要的食物。預先想好餐食要吃什麼，但別忘了購買任何特殊食材與騎車時隨行的零食（頁154）。變化食材很重要，既能維持飲食計畫，還可以確保攝取所有重要營養。車手間的飲食份量落差很大，可以先依照60-20-20（碳水化合物—蛋白質—脂肪）的比例準則就不會錯。

比賽的表現好壞，是個人的責任。要遵循營養計畫並根據身體需求來調整食物攝取量。

我建議記錄自己每日運動、飲食與睡眠情況，並註記身體狀態及心情，如此便能透過錯誤與嘗試來制訂最適合自己的飲食。務必於訓練時試吃新的食物，絕對不要在比賽時冒險嘗試。使用MyFitnessPal（www.myfitnesspal.com）與TrainingPeaks（www.trainingpeaks.com）等app軟體，便可根據訓練計畫攝取適量的卡路里，避免增加體重。然而，若真的想要減肥，就得遵循營養均衡的飲食計畫，同時減少熱量攝取。大量降低熱量攝取，並同時進行高強度練騎幾乎是不可能的。然而，規劃年度訓練週期時，可以在某些日子允許自己每天減少攝取10%的卡路里，如此既可減重，又能有效訓練。

對了，最後我想說的是：可以的話偶爾放縱一晚，甚至是每週放縱一次，才能長期遵循營養計畫。若是奧運選手與大環賽的騎士都這樣做，你也可以。在艱苦騎完80公里的路程後，無論想吃什麼，牛排與薯條、烤肉串（kebab）或不健康的漢堡，儘管大快朵頤。我保證，這些都不礙事。

我建議記錄自己每日運動、飲食與睡眠情況，並註記身體狀態及心情，如此便能透過錯誤與嘗試來制訂最適合自己的飲食。

大環賽（Grand Tour）
由國際自行車聯盟（UCI）認可的最高級別的多日賽。包括環法國職業公路自行車賽（Tour de France）、環義大利職業公路自行車賽（Giro d'Italia）、環西班牙職業公路自行車賽（Vuelta a España）三項賽事，每項進行三週時間。

比賽日餐食計畫範本

	賽前日（星期五）	比賽日（早上賽事）	比賽日（下午賽事）	比賽日（晚上賽事）
早餐	傳統什錦果麥粥（頁 64）	椰林飄香果麥粥（頁 66）	水煮蛋配吐司	綜合種籽煎餅（頁 46）
		前一晚做好節省時間。	起床後立即食用。	起床後立即食用。
		賽前三個小時吃尤佳。	若覺得餓，可加酪梨。	可搭配自選甜／鹹配料。
零食	虎皮鸚鵡籠能量棒（頁 170）	堅果舒緩果昔（頁 148）		
		賽後食用。		
		賽後三十分鐘內食用。		
午餐	香料烤雞肉佐藜麥（頁 126）	香料烤雞肉佐藜麥（頁 126）	椰林飄香果麥粥（頁 66）	香料烤雞肉佐藜麥（頁 126）
		前一天做好雙份。	賽前三個小時吃尤佳。	前一天做好雙份。
零食	硝酸鹽大補帖果昔（頁 150）			米婭的櫻桃能量球（頁 168）
				或
				椰林飄香果麥粥（頁 66）
				賽前三個小時吃尤佳。
晚餐	「蘇格蘭」海鮮飯（頁 102）	火雞辣肉醬（頁 86）	火雞辣肉醬（頁 86）	煙花女義大利麵（頁 94）
		預先做好。	預先做好。	簡單碳水化合物，可補充肝糖。
		搭配烤甘藷或糙米食用。	搭配烤甘藷或糙米食用。	烹煮快速簡單。
宵夜	香蕉馬芬蛋糕（頁 177）	簡易巧克力蛋白質慕斯（頁 181）	簡易巧克力蛋白質慕斯（頁 181）	簡易巧克力蛋白質慕斯（頁 181）

每週餐食計畫範本

	星期日 *（長途騎行－下午）*	星期一 *（休息日）*	星期二 *（間隔訓練－晚上）*	星期三 *（上健身房／渦輪訓練）*	星期四 *（輕度練騎）*
早餐	魚蛋燴飯 （頁 60）	椰林飄香果麥粥 （頁 66）	綜合種籽煎餅 （頁 46）	經典蘋果肉桂果麥粥 （頁 67）	墨西哥鄉村蛋餅 （頁 133）
零食	檸檬玉米粥蛋糕 （頁 176）		檸檬玉米粥蛋糕 （頁 176）	檸檬玉米粥蛋糕 （頁 176）	
午餐	甜菜根藍莓果麥粥 （頁 68）	祖母雞湯 （頁 76）	雞肉酪梨凱撒沙拉 （頁 118）	酪梨包心菜蔬菜沙拉與煙燻冷鮭魚 （頁 120）	酪梨青椒香菜芒果佐希臘優格 （頁 124）
	開始訓練前三小時吃尤佳。				
零食	硝酸鹽大補帖果昔 （頁 150）	少數堅果 和水果乾	摩卡果麥粥 （頁 65）	超級鮮綠果昔 （頁 151）	夏南瓜與柳橙馬芬 （頁 178）
				開始訓練前三小時吃尤佳。	
晚餐	「蘇格蘭」海鮮飯 （頁 102）	芝麻醬油鮪魚尼斯沙拉 （頁 115）	雞肉香腸佐辣豆卡酥來砂鍋與玉米糕 （頁 90）	煙燻鯖魚佐豆瓣菜沙拉、甜菜根與芥末馬鈴薯 （頁 122）	亞洲風火雞漢堡 （頁 105）
	預先做好				
			熱帶米布丁 （頁 166）	烤無花果佐夸克起司 （頁 167）	

致謝辭

在離開米其林星級餐廳以後，我花了一些時間才知道「下一步」該何去何從。若少了某些很棒的人不停以各種方式煩擾我、信任我並給予我意見，我便不可能順利轉換跑道。

多年來，許多人告訴我：「你應該寫一本書。」其實，在寫書的過程中，掌握食物方面的知識最簡單，因此我要由衷地感謝曾幫助過我的好人。

提出構想前，總得先激起火花——2014年，我與格溫・喬根森（Gwen Jorgensen）和帕特・勒米厄（Pat Lemieux）率先進行腦力激盪，提出創立「提高運動成績的廚師」的事業點子。他倆針對提升表現所提出的開明構想，替我帶來爲運動員烹調美食的靈感。格溫總是說：「要專注於過程，而不是結果。」食物與營養在過程中皆扮演重要的角色。帕特是向我學習料理的學徒。

我的伴侶維琪（Vicky）將生活管理得井然有序。坦白說，若沒有她，我根本寫不出這本書。總有交稿期限，對吧？維琪同時還是家裡的水電技工（她會用洗衣機），但作為回報，我像伺候公主一樣餵養她。

我要感謝我的孩子梅根（Megan）、凱爾（Kyle），以及兩位「小」女兒弗雷亞（Freya）和米婭（Mia），謝謝他們坦率地表達對新食譜的看法。我出於自私，還剽竊了弗雷亞的馬芬食譜與米婭的櫻桃球做法。

我的自行車教練馬特・博特里爾（Matt Bottrill）在事業開創初期，讓我與其他胸懷壯志、才華橫溢且專心一志的業餘車手共事。他很快就發現，將好的訓練與真正的食物及合理營養建議相結合是有好處的。里奇・甘博（Rich Gambo）、李・摩根（Lee Morgan）、西蒙・貝爾登（Simon Beldon）和約翰・杜威（John Dewey）最先試吃我的餐點，在此誠摯感謝他們。

我經常與世界一流的自行車手合作，並從中得到極大的樂趣；他們提供我寶貴的回饋意見與信任，願意在關鍵時刻品嚐我準備的食物。海利・西蒙茲（Hayley Simmonds）、亞歷克斯・杜塞特（Alex Dowsett）、丹・比格姆（Dan Bigham）、凱蒂・阿奇博爾德（Katie Archibald）、查理・坦菲爾德（Charlie Tanfield）、伊森・海特（Ethan Hayter）、卡勒姆・斯金納（Callum Skinner）和史蒂夫・貝特（Steve Bate）：讓我們緊密合作，彼此督促勉勵。

為了不斷開發新食譜並將食物全吃完，我需要經常騎自行車。很幸運的，我得到Specialized UK、Will和DA的贊助支持，並感謝Drag2Zero的西蒙（Simon）和娜塔莉（Natalie），謝謝他們提供我最好的自行車、裝備和建議！

在廚房，我使用德國精品家電Miele的產品，其廚房用具是居家烹飪最棒的選擇，穩定精確，讓我的食譜屢屢成功。我不喜歡鑽研食品科學，幸好我可以隨時請教傑米・普林格爾（Jamie Pringle）博士和凱瑟琳・

布朗（Kathryn Brown），從中了解專業知識。畢竟，這些都遠超出我這位「愚鈍廚師」所能理解的範疇。

我還要感謝李・赫曼尼（Lee Hemani）始終誠實相待，提供我寶貴的商業建議，並在我面臨危機時不離不棄。

Bloomsbury Sport出版社的團隊座右銘鐵定是「堅忍不拔」（Patience is a virtue），本書才得以付梓出版！我要特別感謝有聖人性格的馬特・洛文（Matt Lowing）。完成這本出色的書，多虧了阿德里安・貝斯利（Adrian Besley）、艾莉・柯林斯（Allie Collins）、攝影師克萊爾・溫菲爾德（Clare Winfield）與格蘭特・普里查德（Grant Pritchard）、食物造型師（food stylist）麗貝卡・伍茲（Rebecca Woods）及設計師西安・蘭斯（Sian Rance）。此外，我要謝謝麗茲・伊沃（Lizzy Ewer）、凱瑟琳・麥克弗森（Katherine Macpherson）和愛麗絲・格雷厄姆（Alice Graham）以及其他Bloomsbury的員工。

為了出版這本書，我的經紀人亞當・阿克沃思（Adam Ackworth）可能老了好幾歲。他要照顧古怪兇悍的廚師，也要替精英選手招攬生意。應付廚師顯然要辛苦得多！

最後，我要誠摯感謝經常對我的食物發表評論的美食讀者與自行車騎士。未來的路還很長，現在才剛起步。

索引